LIBÉRESE

de la

FIBROMIALGIA

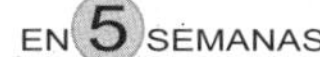

EN **5** SEMANAS

PROGRAMA DEMOSTRADO PARA VENCER EL DOLOR

LIBERESE

de la

FIBROMIALGIA

EN 5 SEMANAS

PROGRAMA DEMOSTRADO PARA VENCER EL DOLOR

Dra. Nancy Selfridge y
Franklynn Peterson.
Prólogo del Dr. John Sarno

Libérese de la Fibromialgia
Programa de 5 semanas para vencer el dolor

Título original: Freedom from fibromyalgia
Diseño de portada: Jorge Lis Coaching S.L.
Imagen de portada: Age fotostock
Traducido del inglés por The English House S.C

www.audiocoleccion.com
e-mail: info@audiocoleccion.com

Primera edición: Junio 2005

ISBN: 84-609-5348-3
Depósito legal: V-2300-2005

Impreso en Kolor litógrafos, S.L.
Tel. 96 132 40 41

Dedicado a mis pacientes con fibromialgia. Vuestras historias me convencieron de la naturaleza cuerpo-mente de nuestros síntomas y me hicieron perseverar en la búsqueda de una cura.

Nancy Selfridge

Dedicado al Dr. Harry Kniaz. Quisiera que todos pudieran encontrar médicos tan inteligentes, intuitivos y bondadosos como Harry, y amigos tan divertidos. Me siento afortunado de haber encontrado a una persona tan especial.

Franklynn Peterson

Me complace presentar este notable libro al público lector. Nos encontramos en medio de un número de epidemias en los Estados Unidos que son resultado directo del fracaso de la comunidad médica norteamericana a la hora de reconocer las causas de estas epidemias. Es como si los médicos, de repente, hubiesen decidido que la teoría de los gérmenes de las enfermedades ya no fuera válida. En este caso, han decidido que la variedad de trastornos del dolor que están claramente basados en la interacción cotidiana de emociones humanas con reacciones físicas, se debe a alguna reacción química misteriosa o a concomitantes físicos, como el estrés reiterado en el lugar de trabajo.

Uno de estos trastornos es una enfermedad que afecta a millones de mujeres americanas, que es conocida por el nombre médico de fibromialgia. Esta afección se ha convertido en una epidemia en los últimos quince anos y como resultado da pie a la pregunta: ¿qué explicación hay que dar a esta nueva epidemia? La raza humana ha estado aquí aproximadamente cientos de miles de años. ¿Por qué hay ahora una epidemia de fibromialgia?

La respuesta es sencilla. Es un trastorno cuerpo-mente que se propagará en forma de epidemia si no es reconocida como tal, y eso es lo que ha ocurrido en los Estados Unidos.

La Dra. Selfridge y el Sr. Peterson han sufrido este trastorno y se han recuperado, ya que llegaron a conocer la verdadera naturaleza del problema. Ahora quieren compartir sus conocimientos de esta devastadora enfermedad y lo que hicieron para superarla.

Este libro es muy importante, porque hay muy poca gente dentro y fuera de la comunidad médica que realmente entienda lo que es la fibromialgia. La Dra. Selfidge y el Sr. Peterson son pioneros (su experiencia y sus consejos siguen la tradición de los pioneros, cuya misión es revelar la verdad) y además humanitarios, pues están fuertemente motivados para ayudar a quienes tienen problemas y necesitan guía y ayuda.

No todo el mundo puede aprovechar su mensaje, pero hay millones que lo harán. Les aplaudo por su coraje y devoción respecto a las necesidades de la gente que sufre las incapacitantes consecuencias del dolor, en este caso del dolor debido a la fibromialgia.

—Dr. John Sarno

1 — # PARTE

COMPRENDER

LA FIBROMIALGIA

FIBROMIALGIA:
MISERIA MAL ENTENDIDA Y MAL DIAGNOSTICADA

Venga a viajar con nosotros por los sinuosos entresijos de uno de los más misteriosos conjuntos de síntomas conocidos por la medicina contemporánea: los de la fibromialgia. Esta enfermedad también está entre las más dolorosas (dolor constante en todo el cuerpo, sin descanso alguno). Los autores de este libro estamos muy acostumbrados a este dolor, aunque estamos libres de él desde hace más de dos años. Cada uno de nosotros hemos sufrido fibromialgia en lo que parecieron ser, las más largas y tediosas décadas de nuestras vidas. Nancy ha dado a luz a dos encantadoras hijas, ha sido intervenida quirúrgicamente y se ha roto huesos, sin embargo el dolor de la fibromialgia fue aún peor. Frank se ha divorciado dos veces, pero el estrés y la confusión de esas luchas familiares no fueron comparables a la fibromialgia.

Ahora la fibromialgia cabalga a lomos de casi cuatro millones de americanos, casi el dos por ciento de la población. Muchos conocen su nombre; muchos todavía siguen sin ser diagnosticados, o diagnosticados incorrectamente de cualquier tipo de enfermedad desde la artritis hasta la tendinitis. El Instituto Nacional de Artritis y Enfermedades Cutáneas y Musculoesqueletales repite cifras obtenidas por el conservador Instituto Americano de Reumatología; de tres a seis millones de casos en los Estados Unidos.[1] En general, el 3,4% de mujeres luchan contra esta enfermedad, incluyendo aproximadamente el 7% de las mujeres entre las edades de sesenta y setenta y nueve años.[2] Los hombres no son inmunes; quizás son más reticentes a buscar un diagnóstico para sus síntomas.

La fibromialgia no conoce límites raciales. Tampoco conoce límites geográficos. El dos por ciento de la población del mundo se despierta cada mañana cansado y dolorido y se va a la cama muy temprano agotado cada noche, todavía dolorido.

Después de unos años con fibromialgia, las lágrimas pueden parar de brotar mientras el dolor sigue golpeando. Algunos días, en defensa propia, la mente esparce un desconcertante bálsamo sobre el cerebro, que hace sentir que está diminuyendo el dolor. Pero también parece ralentizar el pensamiento. Aunque los médicos todavía no tienen un nombre para esta experiencia común, los que sufren fibromialgia la llaman "fibroniebla." Cuando la "fibroniebla" aparece, los sentidos parecen ser alimentados por una batería casi agotada. Nuestras lenguas se sienten gruesas y duras, difíciles de controlar; nuestros ojos parecen estar cubiertos con gasas. Falta de coordinación. Dejamos caer objetos. Nos tropezamos, a veces parecemos estar borrachos. Nuestros cerebros sienten no estar conectados a sí mismos. Olvidamos palabras. Fallos de memoria. Los pensamientos son lentos y se paralizan.

Muchos de nosotros aceptamos de buen grado esta "fibroniebla", también llamada confusión, porque parece ser el único alivio disponible a un dolor casi constante, más rápido que la lidocaína y la metadona que algunos médicos han recetado, más relajante que el bloqueo espinal que otros han intentado. Aun cuando los investigadores intentan descubrir exactamente qué produce esta niebla o cómo funciona, se han dado cuenta de que es un tanto esquiva. Pruebas neuropsiquiátricas a menudo no muestran nada anormal o sólo un ligero aumento en la distracción.

Jamás ha muerto nadie a causa de la fibromialgia. Pero nadie ha vivido con ella tampoco. Controla cada vida a la que afecta. Cuando la enfermedad es combatida con los mejores analgésicos conocidos por la ciencia moderna, puede remitir a regañadientes, pero no durante mucho tiempo. Una escena común en un grupo de apoyo de la comunidad es la de la paciente jovencita que arrastra el artilugio de acero reluciente del hospital como ayuda intravenosa. De esta forma, el analgésico de lidocaína va goteando en sus venas día y noche.

La fibromialgia puede hacer que la gente se desespere. Probablemente los más controvertidos fueron los conocidos pacientes de eutanasia del Dr. Kevorkian, el "Dr. Muerte" de Michigan, quienes sufrían de fibromialgia y buscaban alivio al dolor constante. Por lo menos deberíamos agradecer al Dr. Kevorkian su creencia de que el dolor de los pacientes era verdadero; muchos de sus compañeros se desentienden, sin comprender que un alma puede estar tan exhausta, que sienta que no puede vivir otra noche con fibromialgia. Pero hemos escrito este libro para darle esperanza a los que sufren de fibromialgia y que decidan vivir. Esperamos que su mensaje inspire y apoye a todo aquel que sienta que ha estado atrapado durante años en este infierno.

La fibromialgia también afecta a algunos jóvenes. La Dra. Selfridge la padeció en su adolescencia. Pero la media de edad de esta afección se encuentra en la madurez. Principalmente afecta a aquellas personas que han vivido su vida plenamente, trabajando compulsivamente en sus profesiones, formando una familia, participando en la Asociación de Padres de Alumnos, y que a menudo han dejado la diversión para más adelante. Pero cuando la fibromialgia golpea, ya no hay un después. El dolor nos atrapa al instante, y mientras se agrava, el futuro se ve demasiado doloroso como para planteárselo.

La familia y los amigos de las víctimas de fibromialgia viven a menudo otro tipo de infierno. Perciben el dolor, incapaces de hacerlo desaparecer, incluso incapaces de distraer al afectado lo suficiente como para poder disfrutar un poco de la vida. Escuchan historias contradictorias de los médicos, leen historias contradictorias en la prensa popular; llegan a tener también el problema, sienten el dolor que soporta la persona que quieren mientras que las autoridades en las que confiaban en un principio dicen que el dolor no es verdadero, que la enfermedad está en sus mentes. Se culpa y aísla al afectado, y a veces se produce el divorcio o abandono. Aislados por los prejuicios, la información errónea y opiniones contradictorias de familiares medio informados, médicos, trabajadores sociales y peritos de los seguros, los afectados por la fibromialgia se ven empujados al aislamiento con sólo otros afectados como compañía, y créanos, a menudo no somos buena compañía.

Si se suman los afectados y se añaden sus familiares más allegados, al menos el seis por ciento de la población mundial vive en gran medida vidas limitadas a causa de la fibromialgia (sólo en Estados Unidos de diez a veinte millones de personas, quinientos millones en todo el mundo). En el norte de Inglaterra, el 11,2% de los adultos sufren dolor crónico general como el de la fibromialgia.[3]

La fibromialgia absorbe aproximadamente 24 billones de dólares de la economía estadounidense cada año en salarios perdidos. Casi otros 4 billones de dólares se gastan en tratamientos convencionales sin éxito alguno, unos cuantos millones más se gastan en hierbas, masajes, acupuntura, cintas auditivas y medicinas alternativas. Cuando Franklynn se enteró de que no había una cura para la fibromialgia, se dirigió a la sección de herboristería de un gran supermercado pensando en una sola pregunta: ¿debería empezar por el extremo A de la estantería o por el extremo Z? Cogió una botella de arginina. En un año había llegado a la sección E, equinácea. Eso parecía aliviarle un poco, y siguió con ello durante un tiempo, incrementando el número de pastillas. Pero después de unos meses el dolor regresó en toda su plenitud.

La fibromialgia es tan difícil de diagnosticar que el típico afectado pasa más de cinco frustrantes y desmoralizantes años yendo de médico en médico, de especialista en especialista. Luego, ya con el diagnóstico, normalmente pasan unos cuantos años más mientras los médicos y facultativos en prácticas experimentan con gran variedad de tratamientos inciertos.

Dolores, de treinta y ocho años y madre de dos hijos, una gran artista de Tenessee, padecía una infección de garganta, fiebre, cansancio extremo, y dolor agudo en caderas, rodillas y tobillos. Su médico de cabecera, que no encontró nada, la envió a un especialista en enfermedades infecciosas. El especialista no encontró nada y la envió a un reumatólogo, por último fue a un neurocirujano, quien le recomendó una operación de columna vertebral. Una enfermera, hermana de una buena amiga, le dijo que estaría loca al aceptar operarse de algo tan delicado, a sabiendas de que ninguno de los médicos conocía realmente lo que padecía. Pero Dolores estaba tomando antidepresivos, analgésicos recetados, y otras pastillas de las cuales no sabía su nombre ni en qué le ayudaban. Pasados tres años recorriendo un laberinto de batas blancas y facturas muy caras, se sentía desesperada.

Su hermana le aconsejó que primero visitara a Nancy Selfridge, médico de cabecera en las afueras de Madison, Wisconsin. La Dra. Selfridge había logrado recientemente recuperarse casi por completo tras décadas de sufrir dolor por la fibromialgia, a través de un plan que ella había creado después de haber leído las conclusiones del Dr. John E. Sarno sobre el dolor de espalda en su libro *The Mindbody Prescription* (La Prescripción Cuerpo-Mente). Le enseñó el programa a Dolores, y en dos semanas podía usar sus rodillas, caderas y tobillos sin retorcerse de dolor. Pudo dejar sus medicamentos uno tras otro con el apoyo de su médico.

Algunos piensan que la fibromialgia es un trastorno nuevo. De hecho es un conjunto de síntomas que ya se conocían desde antes del comienzo del siglo veinte. Muchas personas de los medios de comunicación piensan que la fibromialgia es algo que los médicos llaman un diagnóstico de estado, tan de moda como una rinoplastia o una liposucción. En realidad, de un 10% a un 30% de los afectados de fibromialgia se ven obligados a subsistir con una escasa paga de invalidez de la Seguridad Social, a pesar de que la mayoría de ellos son personas que han recibido una buena educación, inteligentes, competentes y con objetivos claros. De hecho, esas virtudes pueden ser su fallo, el factor principal o detonante para que finalmente se desencadene la fibromialgia.

La fibromialgia es una afección física. No está "sólo en su mente", a pesar de lo que muchos médicos les hayan dicho a los afectados. Afecta a zonas del sistema nervioso, incluyendo las áreas que supervisan nuestras reacciones involuntarias tales como el latido del corazón y la respiración. Puede ser que comience en lo que es conocido como el Sistema Nervioso Autónomo, pero muchos investigadores ahora creen que se origina en otro sitio y luego se dirige allí. Mientras afecta a las partes autónomas de nuestro sistema nervioso, envía señales físicas a través de todo el cuerpo, lo que desencadena el dolor y otros síntomas.

El dolor es involuntario y real. Puede ser medido. Algunos de los cambios bioquímicos que crea en el cuerpo y en el cerebro se han documentado en experimentos de laboratorios y en revistas médicas. Uno de los efectos fisiológicos que puede ser medido es que los músculos y los tejidos más doloridos reciben menos oxígeno de lo normal.

Si los médicos pudieran manipular estas series caóticas de sustancias bioquímicas, quizás pudiéramos encontrar una cura para la fibromialgia. Muchos investigadores siguen buscando este método. Lo que complica la búsqueda de un remedio es que hay por lo menos cien mensajeros bioquímicos únicos o neuropéptidos que facilitan la comunicación entre el cuerpo y la mente. Todos pueden crear efectos físicos, en los que se incluye el dolor. Casi los cien han sido descubiertos en nuestros cuerpos en los últimos diez años. Así que los investigadores tienen mucho camino por recorrer.

LA FIBROMIALGIA: LA GRAN DESCONOCIDA

Los pacientes que han sido diagnosticados de fibromialgia pueden recitar largas listas de diagnósticos que han recibido para explicar sus síntomas. Entre éstos están: síndrome del intestino irritable (S.I.I.), dolor miofacial, tendinitis, fascitis, artropatía degenerativa (también conocida como osteoartritis) y la enfermedad del reflujo gastroesofásico (ERGE). Muchos investigadores creen que todos estos diferentes trastornos se iniciaron e inician por el mismo proceso que fue el causante de la fibromialgia. Todos son síntomas de una sola enfermedad.

Una enfermedad relacionada con la fibromialgia es la disfunción temporomandibular. Después de unos años en que la fibromialgia había estado golpeando a Franklynn, pero antes de que sus médicos le diagnosticaran lo que le estaba afectando, empezó a sentir como si su maxilar inferior y superior se estuvieran oxidando hasta cerrarse. Producían un "clic" muy fuerte y a veces dejaban de moverse por completo. Su dentista le remitió a un ortodoncista, quien le recetó ortodoncia. Es verdad que Frank creció con un defecto que el típico niño pequeño llama "dientes de conejo," pero con lo que sabemos ahora, es muy probable que la fibromialgia, no el defecto, produjese el dolor de los maxilares.

La fibromialgia puede afectarnos al mismo tiempo que estamos luchando contra otras enfermedades o discapacidades. Se ha descubierto fibromialgia entre el 10% y el 40% de pacientes con lupus (lupus eritematoso sistémico, o LES), una enfermedad con consecuencias más macabras que las de la fibromialgia. Se ha descubierto que también se halla entre el 10% y el 30% de los pacientes con artritis reumautoide. Sin embargo, debido a que los síntomas se solapan, muchos de los pacientes con fibromialgia han sido analizados en primer lugar para determinar si padecen artritis o lupus, y a menudo han sido diagnosticados erróneamente con una u otra enfermedad. Se dieron cuenta mucho después de que "sólo padecían fibromialgia".

Entre el 50% y el 70% de los pacientes con fibromialgia han sido o habían sido diagnosticados con síndrome de fatiga crónica, síndrome del intestino irritable, migrañas, o depresión. La fibromialgia comparte síntomas con estas otras enfermedades tales como el dolor facial, parestesia (pinchazos, hormiguco o extremidades dormidas), urgencia urinaria, síntomas de sequedad (en los ojos y en la boca), síndrome premenstrual. Esta locura de síntomas y síndromes entrelazados indujo a un médico e investigador de fibromialgia a aconsejar a sus compañeros: "muy poco valor tiene el preocuparse si el paciente padece fibromialgia, síndrome de fatiga crónica, o síndrome del intestino irritable, o los tres trastornos a la vez.[4] Nos parece que todos son producidos por el mismo motivo".

Algunos investigadores agrupan al síndrome de dolor miofacial y la fibromialgia como una sola enfermedad; algunos las separan. Las personas que padecen una, a menudo padecen la otra. La miofascia se refiere a una afección de un tipo de tejido que cubre nuestros músculos. Si la miofascia se irrita, o no es tratada adecuadamente de manera física o química, se vuelve muy dolorosa. El dolor se concentra en lo que se describe como puntos detonantes. Son diferentes de los "puntos sensibles" que los médicos examinan para confirmar el diagnóstico de fibromialgia, aunque ambos sean un foco del dolor. Los investigadores de fibromialgia por lo general esperan que al encontrar una cura para la fibromialgia, también lo sea para el síndrome del dolor miofacial.

Muchos de los síntomas de fibromialgia se encuentran generalmente en personas con depresión clínica. De hecho, los antidepresivos han sido utilizados durante mucho tiempo en un intento de tratar la fibromialgia. Como resultado, hay una leyenda sobre las víctimas de fibromialgia que dice que tienden a ser depresivas. Aunque del 50% al 70% de los pacientes de fibromialgia han padecido depresión en algún momento en sus vidas, actualmente, sólo del 18 % al 36% de pacientes de fibromialgia han padecido una depresión importante en un momento dado en sus vidas, casi el mismo porcentaje de depresivos entre las personas que padecen artritis reumatoide, y casi el mismo porcentaje de personas que padecen una depresión importante en la denominada población normal.[5]

Esto nos lleva otra vez a la queja común entre víctimas de fibromialgia: la "fibroniebla". Como hemos mencionado anteriormente, unos investigadores estudiaron la "fibroniebla" y descubrieron, para sorpresa de todos, que no se puede demostrar que ésta exista. Lo que se padece, llamado "fibroniebla", bien puede ser la disminución de habilidad mental que acompaña a la depresión sin tratamiento. Los deprimidos "normales" y los deprimidos con fibromialgia luchan contra la "fibroniebla". En pruebas clínicas, ambos grupos muestran la misma habilidad de recordar, pensar, y la habilidad para procesar información.

Janet, una víctima de fibromialgia durante mucho tiempo, cuenta cómo no podía siquiera llamar a su esposo cuando la "fibroniebla" la afectaba. Aun teniendo el número del despacho de su esposo en llamada rápida, se paralizaba al marcarlo. Sus dedos se negaban a pulsar los dígitos de su extensión en el orden correcto. Ella sabía el número de extensión, pero la niebla parecía desconectar los dedos y el cerebro entre ellos.

La aceptación de la niebla es tan común entre pacientes de fibromialgia que muchos de ellos la asumen simplemente como un rasgo desagradable y casi inherente a sus personalidades. Esto es una suposición errónea y contraproducente.

El Dr. Harvey Moldofsky, catedrático de estudios del sueño y psiquiatría en la Universidad de Toronto, durante un estudio sobre el estrés, sometió a estudiantes voluntarios a una prueba cognoscitiva habitual. Dio la prueba computerizada a individuos con fibromialgia y a un grupo de control similar sin fibromialgia. A ambos grupos se les indicó que tenían que realizar cuatro tareas diferentes mientras pensaban en todas ellas al mismo tiempo.

Como era de esperar, los que padecían fibromialgia odiaron el experimento, al contrario del grupo de control. Pero para sorpresa de muchos, los "nubosos", los que padecen fibromialgia y se encuentran en estado de "fibroniebla", asumieron que realizaban las tareas asignadas mal, aunque en realidad lo hicieron tan bien como los del grupo de control. Simplemente tardaron un poco más que éstos .[6]

¿Le sorprenden los resultados del estudio del Dr. Moldofsky? Sobresaltaron a la mayor parte de los afectados con fibromialgia que seguimos las páginas web de apoyo y las reuniones de grupos de apoyo y asombraron a algunos de ellos, que volvieron a replantearse si no habría algo de verdad en los cuentos de viejas que alguna vez creyeron que eran hechos reales sobre la fibromialgia.

La "fibroniebla" bien puede ser una manera, entre otras, en que nuestro cerebro se enfrenta con el dolor y otros aspectos degradantes de la fibromialgia. Puede usar la imaginación o meditación para escapar de ella. (Presentaremos ambas técnicas en un capítulo posterior) O puede tratarla como al ratoncito Pérez o a los Reyes Magos; ¿ha notado cómo dejan de aparecer cuando deja de creer en ellos?

Los afectados por la fibromialgia han creído en la "fibroniebla" durante tanto tiempo, que es difícil acabar con el mito. La primera vez que Franklynn tuvo un pequeño altercado con la Dra. Selfidge después de que empezara a tratarle, ocurrió cuando ésta le dijo que no tenía un problema de memoria en aquel momento, que no padecía "fibroniebla", que de hecho la "fibroniebla" no existía" y que por tanto, debería dejar de usar ese término.

Trabajamos muy duro para derribar el mito de la "fibroniebla" para que preste toda la atención posible, libre de "tinieblas". Si esta técnica va a curar la fibromialgia, tiene que dejarnos trabajar con su mente liberada.

El síndrome de fatiga crónica es otra dolencia misteriosa de origen desconocido y aún no existe una cura. Puede estar de alguna manera relacionado con la "fibroniebla", ya que se encuentra en un gran porcentaje de los afectados de fibromialgia. Algunos médicos agrupan a los dos y los tratan de manera igual, pero aún no han encontrado cura para ninguno de ellos. Cerca de uno de cada cinco pacientes de fibromialgia que hemos conocido fueron víctimas de maltrato físico, sexual u otros durante su infancia. Sin duda eso tuvo un gran impacto en sus almas. Este acontecimiento (o serie de acontecimientos) pudo haber sido lo que empujó al paciente a padecer la fibromialgia en el futuro. Sin embargo, muchas víctimas del maltrato no padecen fibromialgia. Hasta ahora nadie ha realizado una investigación extensiva de la confluencia de estos factores, ni realizado un estudio serio para comprobar si el abuso es un camino hacia la fibromialgia. Las buenas noticias son que probablemente no es necesario saber lo que provocó la fibromialgia, ya que se puede tratar sin conocer cómo o cuándo empezó.

En las páginas siguientes, nos tomaremos tiempo para explicar nuestro tratamiento y para documentar las fuentes

AFECCIÓN	PORCENTAJE DE PACIENTES DE FIBROMIALGIA AQUEJADOS DE ESTA ENFERMEDAD	PORCENTAJE DE "NORMALES" AQUEJADOS DE ESTA ENFERMEDAD
Alergia	64,3%	40,8%
Bruxismo (rechinar de dientes)	33,6%	14,2%
Ciática	53,2%	13,6%
Estreñimiento crónico	40,2%	16,6%
Diarrea ocasional y recurrente	34,5%	8,3%
Depresión	64,4%	14,2%
Disfunción temporomandibular (espasmos en la mandíbula)	46,9%	8,1%
Disfunciones sexuales	66,6%	21,9%
Dolor de cóccix	35,9%	8,3%
Dolor de pelvis	66,1%	23,1%
Entumecimiento	72,6%	14.8%
Fatiga crónica	72,0%	17,8%
Fatiga muscular	65,2%	17,2%
Ganglios inflamados	66,8%	7,1%
Herpes labial	28,5%	21,3%
Intolerancia al calor	42,4%	16,6%
Palpitaciones	21,7%	7,8%
Piernas inquietas, pinchazos	49,1%	21,3%
Pies ardiendo	64,0%	18,3%

AFECCIÓN	PORCENTAJE DE PACIENTES DE FIBROMIALGIA AQUEJADOS DE ESTA ENFERMEDAD	PORCENTAJE DE "NORMALES" AQUEJADOS DE ESTA ENFERMEDAD
Problemas de concentración	59,6%	14,3%
Problemas de cuello que precisan operación	15,3%	12,4%
Problemas de equilibrio	34,7%	10,6%
Problemas de memoria	53,2%	17,2%
Problemas de sinusitis	56,3%	33,1%
Prolapso de la válvula mitral (válvula cardiaca anómala)	18,9%	5,3%
Retención de líquidos	44,6%	17,2%
Síndrome premenstrual	47,5%	23,1%
Taquicardia (anomalías en el ritmo cardíaco)	50,4%	17,2%
Tinnitus (zumbido en el oído)	50,5%	10,6%
Trastornos del sueño: problemas para conciliar el sueño	80,1%	23,7%
Trastornos del sueño: despertarse durante la noche	39,0%	36,7%
Úlcera de estómago	18,2%	5,9%
Vértigo	40,2%	15,4% [7]

de nuestras opiniones médicas. Daremos a conocer las experiencias de historias reales de personas que sanaron en pocas semanas, así como otras de individuos cuyo tratamiento se alargó durante muchos meses. Los que sanaron rápidamente a menudo adoptaban una actitud de "qué diablos, ¿acaso puedo empeorar?" Obligaron a sus mentes a pasar al "modo de obediencia" para poder ajustarse a nuestras tareas y horarios de la manera más fiel y vital que podían.

Aquellos que tardaron en sanar, tuvieron como impedimento su propio escepticismo. Habían probado "curas" anteriormente, al igual que todos nosotros, y con ellas albergaron muchas esperanzas. Cuando las panaceas fracasaron, sintieron terribles ganas de abandonar. Querían "intentarlo", no sumergirse en el programa De esta manera esperaban no sentirse tan abatidos en caso de que esta promesa se viniera abajo.

Tanto Betsy como Anna abordaron nuestra técnica mente-cuerpo discretamente, probando esto e intentando aquello, hasta que, de repente, una pieza encajó en su sitio y el dolor disminuyó drásticamente, ellas dieron otro paso muy grande, y se recuperaron. Jamás pudimos identificar exactamente lo que las llevó a la cima y ellas tampoco. ¡Pero llegaron a la cima, y nunca más volverán a ser perseguidas por la fibromialgia! Veremos más acerca de las experiencias del programa del Dr. Selfridge en las páginas siguientes.

LOS NUMEROSOS SÍNTOMAS DE LA FIBROMIALGIA.

Cada vez es más fácil definir lo que *no* es fibromialgia. Es mucho más difícil hacer una lista de todos los síntomas que un paciente puede padecer y con qué combinación. El dolor es un camino. El síndrome de irritación intestinal es otro. Las emociones son otro más. Nancy aún puede recordar vivamente sus propias luchas contra la tensión baja (hipotensión), tan baja que se podía desmayar casi instantáneamente. Los calambres y las náuseas eran sus desagradables compañeros incluso durante sus vacaciones.

Aquí podemos decir con certeza, en orden alfabético, cuáles son los síntomas de las víctimas de la fibromialgia, que son más propensas a sufrir en mayor número que la población general. Lo importante no es la cantidad de síntomas (pocos o muchos) que tengas en común con esta lista. Lo importante es el hecho de que nosotros estamos aquí para ayudarle a hacer que esos síntomas desaparezcan.

Condiciones que pueden empeorar los síntomas de fibromialgia.

AGRAVANTE	PORCENTAJE DE PACIENTES DE FIBROMIALGIA QUE INFORMAN QUE EMPEORA SU SITUACIÓN.
Postura específica	81%
Cambios meteorológicos	80%
Determinados tipos de iluminación	78%
Ruido	75%
Estrés mental	75%
Estrés físico	75%
Frío	47%
Movimientos repetitivos	43%
Cafeína	35%
Calor	26%

LA FIBROMIALGIA NO ES SIMPLEMENTE OTRA "ENFERMEDAD DE LA MUJER".

El Dr. Xiao-ming Tian, una autoridad en acupuntura y medicina china, dice que la fibromialgia se describió en escritos chinos hace por lo menos ochocientos años. Los síntomas, las causas, y las perspectivas del paciente que fueron documentadas por médicos con anterioridad, componen esencialmente la misma larga lista que hoy en día: dolor muscular, rigidez generalizada, fatiga, debilidad, irritabilidad. Aún, en esa época, los brotes de fibromialgia se relacionaban con factores climáticos tales como: frío, condiciones húmedas y de viento, cuerpos extraños, incluso a lo que hoy llamamos virus y bacterias.[8] Ha habido pocos cambios en ochocientos años.

Cerca del 90% de los pacientes con fibromialgia son mujeres. Lo que prácticamente nos garantiza que la mayoría de los facultativos de la vieja escuela, especialmente aquellos que no se han mantenido al día con las publicaciones médicas, van a menospreciar los dolores, el insomnio, la hipersensibilidad a los sonidos, los olores y los contactos. Como consecuencia, los pacientes de fibromialgia van de especialista en especialista, de clínica en clínica, escuchando una excusa médica tras otra.

A los hombres con fibromialgia se les toma más en serio cuando se quejan de dolor a los médicos. Pero eso no les proporciona el diagnóstico correcto. Cuando Franklynn empezó a sentir dolor y pérdida de fuerza al sujetar el martillo, sus dos médicos de cabecera eran hombres. Los dos médicos trabajaron juntos y le sometieron a prueba tras prueba, hasta que se sintió como un alfiletero; le enviaron de especialista en especialista, hasta que su compañía de seguros dejó de pagar las facturas. Nunca se tomaron la molestia de preguntarse si lo que ocurría era que su cuerpo no funcionaba adecuadamente debido a algo en su mente, o que sólo quería holgazanear en su trabajo. De hecho, le advirtieron repetidamente que su demonio era real y que no debía tomárselo como algo psicosomático, de los nervios, o como una señal de algún defecto de carácter. Finalmente un médico con sentido común práctico dio con la solución de su enigma, y llegó a la conclusión de que Franklynn padecía fibromialgia.

Admitió que ellos no podían hacer mucho al respecto, pero investigó en la bibliografía médica y le ofreció lo que entonces eran los palos de ciego habituales: prescripción de antidepresivos y práctica de ejercicio.

Normalmente, sólo las mujeres más ricas, que padecían fibromialgia y que entrevistamos para este libro, recibieron un tratamiento tan amable y respetuoso. Tuvieron suerte los pocos que dieron con la Dra. Selfridge, porque hay pocos médicos a lo largo del mundo que traten la fibromialgia adecuadamente.

Hay que considerar que es muy probable que las condiciones físicas que hacen que la fibromialgia sea tan dolorosa empeoren con el tiempo. Cuanto más espere, más difícil será de tratar. No se demore en buscar la ayuda que necesita. Empecemos ahora mismo.

ENCONTRAR ALIVIO ES HOY EN DÍA FACTIBLE.

Si alguien pudiese resolver qué mensajero o mensajeros bioquímicos son los responsables del dolor que causa la fibromialgia, quizás pudiera desarrollar fármacos que garantizasen la curación Sin embargo, hay por lo menos cien sustancias químicas de neuropéptidos en nuestro cuerpo, y muchos de ellos tienen que regenerarse precisamente cada doce o dieciséis horas para seguir realizando su trabajo impecablemente. Cuando todas las sustancias químicas trabajan juntas, da gusto vivir. Cuando chocan, surgen los síntomas y la vida llega a convertirse en un infierno. Nadie está siquiera cerca de saber cómo explicar que órgano o sustancia química funciona mal (solo o en combinación) y provoca la fibromialgia. No es de extrañar si tenemos en cuenta que la ciencia todavía no puede detallar con precisión la cascada de sustancias neuroquímicas que producen el ruborizarse por vergüenza; lo único que los médicos pueden decir es que "es una dilatación selectiva del vaso sanguíneo de la cara y el cuello".

Afortunadamente para los afectados de fibromialgia, el médico de Nueva York, John E. Sarno, no esperó a que los investigadores bioquímicos encontraran los funcionamientos defectuosos concretos que producen el dolor de espalda. Antes desarrolló una manera de detenerlo en sus pacientes. Encontró indicios en una gran parte del cerebro, el sistema límbico, el cual produce las sustancias químicas cuyos efectos pueden incluir la activación de este terrible dolor. Armado con esa perspicacia y sensibilidad excepcional hacia las inquietudes de sus pacientes, el Dr. Sarno creó una manera muy efectiva para tratar el dolor de espalda y las dolencias relacionadas. Su método dependía de su teoría de que la mente y el cuerpo trabajan juntos para producir el dolor al cual se refiere como el síndrome de tensión por miositis. Esta teoría se apartaba lo suficiente de la medicina convencional como para que otros médicos no se apresuraran a copiar su tratamiento, pero se está corriendo la voz de su éxito, y con ello el conocimiento, la comprensión, y la lenta aceptación.

Con la ayuda de un compañero que conocía el trabajo

del Dr.Sarno, la Dra. Selfridge resolvió cómo aplicar la teoría del Dr.Sarno para entender qué estaba fomentando su fibromialgia. En cuatro o cinco semanas su dolor ya era casi un recuerdo. Otros cuatro o cinco meses más tarde, desapareció su trastorno del sueño. Con el tiempo se libró de casi todos los síntomas de fibromialgia; ahora dice que se siente curada en un 90%. Forma parte de la consulta de un grupo de médicos muy activos y habla con los grupos de apoyo de fibromialgia. Lo más duro es que ella es madre soltera de dos chicas adolescentes. Ahora que se siente casi totalmente liberada de su dolor, para divertirse gana carreras de bicicleta y participa en triatlones. La Dra. Selfridge presentó su novedoso método a algunos pacientes, lo adecuó a sus necesidades y se encontró con un creciente éxito. A día de hoy, ya ha tratado con éxito a más de doscientos pacientes con fibromialgia en su consulta, sin contar aquellos a quienes ofrece charlas en seminarios y reuniones. Entre el 80% y 90% de los pacientes de Nancy que desean recibir su tratamiento (que no incluye ni píldoras ni operaciones) son ahora capaces de volver a su vida normal, un resultado que han repetido anecdóticamente otros asistentes sanitarios, al usar los modelos del Dr. Sarno en su método de tratamiento del dolor.

Hasta el momento nuestro método se ha utilizado mayormente en clínicas y contextos controlados. Con la ayuda de pacientes comprometidos que nos dejaron observar sus progresos al detalle, hemos optimizado nuestras recomendaciones para una recuperación autodirigida. Hemos recorrido un largo camino en un corto espacio de tiempo, y ahora podemos invitarle a liberarse de la fibromialgia con nosotros.

2 OCHO MITOS SOBRE LA FIBROMIALGIA

Dicho por la Dra. Nancy Selfridge: A los médicos se les enseña que decir "no lo sabemos" está mal. Así que cuando realmente no saben, pueden decir cosas horribles a sus pacientes. Es una explicación para la cantidad de leyendas y rumores degradantes, sin ninguna razón científica, que circulan sobre la fibromialgia.

Vamos a plantear los mitos tal como son. Queremos proporcionarle tantos conocimientos como nos sea posible, para que pueda tomar sus propias decisiones del modo más inteligente. Sólo entonces podrá seguir este programa en toda su dimensión. Mire, es casi imposible vencer a este demonio si juega de acuerdo a sus normas. Queremos mostrarle cómo burlarlo con un grupo de reglas diferentes, las que le dan ventaja.

Ha funcionado con cientos de pacientes de Nancy y con miles de pacientes de los que hemos tenido noticias a través de otros médicos. Esperamos que adquiera sus pautas, trucos y programas y que haga de ellas sus normas de vida, para alcanzar la liberación de la fibromialgia. De nuevo, reiteramos nuestro deseo de que comparta este libro con su médico, junto con quien puede crear una relación más efectiva para hacer correr la voz de que un alivio real está al alcance.

Este no es otro programa de ingesta de pastillas, ni es otra dieta descabellada que se abandona diez minutos después de que haya desaparecido el efecto placebo. No ofreceremos complementos "milagrosos" ni remedios infalibles de la jungla. No padecerá efectos secundarios, ni le quedará un sabor molesto en la boca. Nuestro plan de tratamiento se basa en investigaciones médicas y científicas. Hemos añadido las referencias específicas al final del libro. Esperamos que con este libro comience una revolución en el tratamiento efectivo de la fibromialgia.

El plan de tratamiento requerirá de su participación y de un fuerte compromiso para no desfallecer. Si no está seguro de dejar de ser una víctima, o si permanece estancado en el agua esperando a que una rana-príncipe salga para curarle, creo que este libro no le funcionará. Pero cuanto más sepa, y cuanto más rápido acepte lo que aquí se dice, trabajará con más decisión para que podamos ayudarle, y más pronto estará libre del control de la fibromialgia.

Le advertimos que el tratamiento funciona a diferente velocidad en según qué personas. Nancy invirtió casi cinco semanas en curarse del dolor y varios meses en corregir el desorden de sueño que produce la fibromialgia. A Franklin sólo le costó una semana deshacerse de los dolores, pero tardó tres meses en poder descansar a gusto. Todavía tiene accesos ocasionales del síndrome de piernas inquietas. Pero su mejora merece también una valoración del 90%.

Mientras sigue el programa, no se inquiete si siente que necesita más tiempo para un determinado paso. Lo que importa es que siga los instintos de su cuerpo y que siga comprometido con el programa, empezando desde ya.

Como le hemos dicho, uno de los mayores descubrimientos médicos ha sido que, para mucha gente la fibromialgia sencillamente no desaparece, de hecho, con el paso del tiempo, tan sólo se recrudece y cada vez es más difícil de tratar. En una** reciente conversación, el Dr. Sarno, el médico y catedrático de la facultad de medicina de Nueva York que conocimos en el capítulo 1, dijo que intentar curar la fibromialgia sin enfrentarse a sus causas es "peligroso" porque "nuevos síntomas (pueden) manifestarse".[9] La investigadora de la Universidad de Boston, la Dra. Maura Kennedy, estudió a pacientes de fibromialgia para averiguar qué factores les habían ayudado a vencer esta enfermedad con mayor efectividad. Entre sus conclusiones estaba que "una duración más corta de los síntomas al diagnosticarla", está relacionada con una mejor evolución del caso.[10]

En la Universidad de Alabama, en Birmingham, el doctor y catedrático, James M. Mountz y sus colegas, llevaron a cabo cientos de estudios de imagen de cuerpo entero, en pacientes de fibromialgia. Pronto advirtió el Dr. Mountz en sus publicaciones que "los investigadores han empezado a considerar que según pasa el tiempo, el grado de dolor puede ser mantenido o aumentado mediante alteraciones funcionales en zonas críticas del cerebro y la médula espinal, las cuales están involucradas en el aumento o inhibición del dolor".[11] En otras palabras, es posible que los dolores de la fibromialgia causen por sí mismos cambios en el cerebro y la médula espinal, que hacen que el dolor sea o más intenso, o más prolongado, o ambas opciones.

LAS ÚLTIMAS INVESTIGACIONES MUESTRAN LO QUE NO ES LA FIBROMIALGIA.

Probablemente, cualquiera que haya sufrido fibromialgia durante los últimos años habrá leído bibliografía más que suficiente dada a conocer por algunas organizaciones bienintencionadas. Algunas informaciones estaban basadas en investigaciones de antaño, pero pocas fuentes de las que hemos encontrado estaban actualizadas o totalmente libres de la mitología que acompaña a la fibromialgia. Por desgracia, las correcciones a las antiguas teorías no siempre son publicadas y leídas. Separemos los hechos de la ficción.

MITO SOBRE FIBROMIALGIA Nº 1: LA FIBROMIALGIA ES UNA FICCIÓN SOÑADA POR FARSANTES DE LA ASISTENCIA SOCIAL

Una de las verdades más deprimentes con la que nos enfrentamos mientras buscamos claves en los escritos médicos es que muchos de ellos empiezan asumiendo que la fibromialgia es una enfermedad inexistente de farsantes y que los que la padecen son impostores de la asistencia social y acaparadores de cheques, que van siempre con el mismo cuento. ¿Estafadores de la asistencia social? ¿Realmente piensan que queremos dejar de ir a trabajar y en su lugar estar sentados disfrutando de insufrible dolor?

Una mujer en Zacatón, Saskatchewan, Canadá, regía un pequeño pero próspero negocio a pesar de su fibromialgia. Sabía que necesitaba asegurar su empresa contra toda clase de desastres, en los que se incluía la remota posibilidad de llegar a estar demasiado incapacitada para dirigir su negocio. No es que quisiera recibir una pensión de invalidez por su fibromialgia; no estaba incapacitada en absoluto, pero se le negó el seguro de invalidez porque tenía fibromialgia.[12]

No albergue dudas, la fibromialgia es real. Se incluye en uno de los grupos de afecciones mencionadas antes, que el Dr. Sarno ha investigado durante décadas. Se añadió al conjunto de enfermedades del Instituto Americano de Reumatología y a las de La Organización Mundial de la Salud. Los Institutos Nacionales de la Salud apoyaron la investigación de este enigma. Ahora, algunas compañías aseguradoras de los EE.UU pagan con más frecuencia reclamaciones relacionadas con la fibromialgia, aunque los pacientes de la Dra. Selfridge encuentran cada vez más trabas para reivindicar su solicitud de invalidez.

El Dr. Don L. Goldenberg, un médico e investigador de Newton, Massachusetts, estudió y comparó cientos de ensayos publicados sobre fibromialgia. En un extenso artículo periodístico, resumió sus hallazgos: "la mayoría de los pacientes con FM [fibromialgia] han sufrido los síntomas durante cinco o siete años antes de obtener un diagnóstico". Una vez que la FM se diagnostica, el número de ingresos en atención médica y hospitales decrece".[13] En otras palabras, una vez se sabe de lo que se sufre, se pide *menos* atención médica, no más.

Entre esos médicos que aceptan que la fibromialgia es una enfermedad, se comete un error común al considerarla una enfermedad de los músculos. Parece lógico porque esta dolencia hace sentir que los músculos de casi todo el cuerpo están ardiendo, pinchados por agujas, o estirados hasta el límite. Así, en los últimos cien años los investigadores se han volcado con los músculos de los pacientes de fibromialgia en su búsqueda de una causa y su cura, habiendo etiquetado la enfermedad con nombres musculares tales como fibrositis, reumatismo muscular, y finalmente fibromialgia.

Durante este período de cien años, las revistas médicas informaron haber encontrado una anomalía muscular tras otra en pacientes de fibromialgia:

- Filamentos musculares con apariencia de haber sido masticados por insectos.
- Fibras rojas desgarradas, encontradas en biopsias musculares.
- Separación de haces de fibras musculares, llamada separación de la miofibrilla.
- Membranas musculares dentadas o sarcolema.

Con el paso de los años, los "hallazgos" musculares, han sido pistas falsas, que llevaban a resultados inconcretos sobre la fibromialgia y que definitivamente no ayudan a determinar el origen de los síntomas de los pacientes.

Esta atención sobre los músculos a lo largo del siglo,

no ha desaparecido por completo, más su punto álgido ya es pasado.[14] Aunque los pacientes de fibromialgia pueden cansarse o abandonar la práctica de ejercicios físicos antes que los considerados normales, por culpa del dolor; una reciente publicación médica argumentaba que tienen músculos y fuerza normales.[15]

MITO DE FIBROMIALGIA Nº 3: UN MAL FUNCIONAMIENTO DEL META-BOLISMO PRODUCE FIBROMIALGIA.

El siguiente gran mito sobre las causas de la fibromialgia nació y creció del mito muscular, y éste es que hay que culpar al metabolismo muscular. El metabolismo es el proceso bioquímico por el que nuestras células consumen sustancias energéticas que producen materias primas para nuevas células o combustible bioquímico, que ejecuta procesos que nuestro cuerpo necesita llevar a cabo constantemente para permanecer saludable. Si cualquier generador importante de energía fallase, podría llevar a un dolor agonizante puesto que el músculo sufre una crisis de energía. Durante décadas, la disfunción metabólica fue la teoría favorita sobre la fibromialgia. Y con seguridad, el estudio de las víctimas de fibromialgia halló:

- Irregularidades en la mitocondria, las "fábricas energéticas" de cada célula viva.
- Niveles bajos de ATP, ADP y AMP (trifosfato de adenosina, difosfato de adenosina y monofosfato de adenosina, todos ellos básicos para la función muscular) en el trapecio y otros músculos de pacientes de fibromialgia.

- Nivel reducido de PCr (fosfocreatina, un producto derivado del metabolismo) en el trapecio y otros músculos.
- Niveles anormales de oxígeno (muy alto o muy bajo, dependiendo del investigador) en muchos de los músculos que dolían al moverse o tocarlos.

Por desgracia, muchos de los estudios que hallaron estos efectos contaban con un fallo fundamental que ya apuntó otro investigador en 1998: comparar los músculos de pacientes de fibromialgia con los de voluntarios normales. Podría parecer lo lógico, pero Robert M. Bennet, un investigador de la Universidad de Ciencias de la Salud de Oregon, apuntó que tales estudios no se ajustaban a la realidad del 80% de pacientes de fibromialgia con un estado físico pésimo. Debido al dolor, no se pueden usar los músculos con tanta libertad como los voluntarios "normales". El Dr. Bennett fue capaz de mostrar que, en general, los mismos hallazgos se hubiesen logrado al compararse metabolismos y músculos de gente normal con buena forma física con aquella que no la tiene.[16] El caso de los desórdenes metabólicos aún está por demostrar.

MITO DE FIBROMIALGIA Nº 4: ESTÁ CAUSADA POR UNA INFECCIÓN COMO EL VIRUS EPSTEIN-BARR O LA ENFERMEDAD DE LYME

Investigadores médicos han buscado sin cesar ocultos microorganismos que puedan causar la fibromialgia. Ya han apuntado al virus Epstein-Barr, conocido como VEB. El VEB es un miembro de la familia de los virus herpes a los que tanta gente se expone en algún momento de su vida; entre otras cosas, causan varicela, mononucleosis infecciosa, herpes y llagas frías.

Los pacientes de fibromialgia tienden más que la media de las personas a reaccionar a los virus del herpes con enfermedad al menos una vez en sus vidas. Franklynn, por ejemplo, cuando era niño tenía una inmunidad inusual a la varicela. En el colegio, enfermó dos veces de mononucleosis. Las llagas frías le invadieron hasta que cumplió veintiún años. Pero cualquiera que sea el motivo de la reincidencia con los virus del herpes, nadie ha probado aún que estos virus causen fibromialgia.

La enfermedad de Lyme, una infección bacteriana, presenta una paradoja aún mayor para los pacientes de fibromialgia, sus médicos e investigadores. Generalmente, los humanos se contagian de la enfermedad de Lyme cuando son picados por la garrapata del ciervo, que puede portar la bacteria de Lyme. Del 10% al 25% de pacientes de la enfermedad de Lyme desarrollan la fibromialgia algunos años después, tras haber sido, aparentemente, tratados con éxito de la infección previa. A pesar de la aparente conexión, nadie ha sido capaz de documentar que la fibromialgia deba su origen a esta bacteria.[17-18]

Edward, de 53 años, pasó seis dando tumbos por diferentes clínicas como una vulgar pelota. Un doctor le trató el hundimiento de tres vértebras por un accidente de motocicleta. Otro le prescribió antidepresivos. Un tercero le medicó de acuerdo a la enfermedad de Lyme, ya que Edward había sido picado por la garrapata del ciervo, con sus correspondientes manchas rojizas con forma de diana.

Pero sus dolorosos síntomas no decrecían. Dice Edward: "Visité más doctores que intentaron hacer algo por curarme, pero entonces un amigo me recomendó a la Dra. Selfridge". Ésta, se aseguró de que la enfermedad de Lyme había sido tratada con éxito, comprobó después que sus niveles de anticuerpos eran correctos. También analizó las enfermedades que amenazan la vida y que se camuflan entre los síntomas de la fibromialgia. En esta tercera visita, la doctora diagnosticó fibromialgia.

La conexión con la enfermedad de Lyme es más insidiosa que casual, al menos desde el punto de vista de los pacientes de fibromialgia. Entre el 25% y 50% de todos los pacientes enviados a clínicas para tratar su enfermedad de Lyme (y tratados con grandes dosis de remedios desagradables) comprueban luego que no la han sufrido en absoluto. Sufrían fibromialgia, pero no se les diagnosticaba adecuadamente.[19]

Mientras que la fibromialgia no es contagiosa, los estudios sugieren que algunos genes son propensos a pasar entre los hijos y nietos de pacientes. Hasta ahora no hay análisis de sangre para detectar la fibromialgia o el gen (o genes) que la predispone. Pero hay un test razonablemente específico que ha servido para confirmar el diagnóstico. En éste, un médico examina las dieciocho zonas más sensibles en el cuerpo de la víctima de fibromialgia. Si al menos once de ellas se muestran tan dolorosas que el paciente no puede aguantar incluso un suave escrutinio, el médico puede estar casi seguro de que se trata de fibromialgia.

MITO DE FIBROMIALGIA Nº 5: LAS ALTERACIONES DEL SUEÑO, ENTRE ELLAS LA APNEA, CAUSAN FIBROMIALGIA.

Los investigadores han hallado similitudes inquietantes en los problemas de sueño que sufren los pacientes de fibromialgia. Particularmente, parece que estamos menos tiempo en la fase 4 del sueño, el período de tiempo en el que el cuerpo segrega la mayoría de hormonas del crecimiento, que desempeñan un papel importante en la reparación de las células. Como Franklynn, los hombres con fibromialgia, tienden a sufrir más apnea del sueño que las mujeres, una afección en la que se detiene la respiración desde unos segundos hasta casi un minuto. Pero la curación de la apnea no libera de otros síntomas físicos de la fibromialgia.

Un investigador creativo, el Dr. Harvey Moldofsky, interrumpió deliberadamente el nivel 4 del sueño entre voluntarios sanos. Halló que desarrollaban dolores similares a los de la fibromialgia. Sin embargo los sujetos del Dr. Moldofsky eran más afortunados que nosotros. Tras un par de noches de sueño reparador, sus síntomas de fibromialgia desaparecían.[20]

Moldofsky también descubrió que los pacientes de fibromialgia sufren tres veces más interrupciones del sueño durante el proceso que la gente sana; el paciente se despierta sin motivo aparente, de entre cinco a diez segundos, y luego retoma el sueño.

En una revista médica suiza, un investigador cuestionó las teorías populares sobre la falta de sueño entre pacientes de fibromialgia. Sugirió que, tal vez, la gente con fibromialgia tenía problemas al dormir sencillamente por sentir dolores.[21] ¡Tiene sentido!

Los médicos han puesto mucho énfasis en tratar los problemas del sueño, tal vez porque hay pastillas para solucionarlos. Pero, mientras las pastillas han ayudado a alguno de nosotros a dormir mejor, raramente alivian otros síntomas.

MITO SOBRE FIBROMIALGIA Nº 6: LAS HERIDAS CAUSAN FIBROMIALGIA

Algunas personas con fibromialgia creen que la enfermedad se originó con un accidente, habitualmente de tráfico. En casi todos los otros aspectos, no obstante, estos pacientes de fibromialgia se parecen al resto de nosotros. Poco se ha investigado sobre este tema, pero un estudio halló que comparados con aquellos cuya fibromialgia no se atribuye a ningún trauma específico, los pacientes de fibromialgia post-traumática eran:

- Más sensibles al frío.
- Menos sensibles al ruido.
- Menos sensibles a la luz.
- Menos sensibles al estrés mental.
- Más sensibles a desórdenes de movimientos repetitivos.
- Con más tendencia a la ciática.
- Con menos tendencia a dolor pélvico o disfunciones sexuales.
- Con menos tendencia a la taquicardia
- Más propensos a tener "piernas inquietas " o sensación de pinchazos.[22]

Aún nadie sabe el por qué.

MITO SOBRE FIBROMIALGIA Nº 7: ES UN DESORDEN INMUNOLÓGICO.

En los últimos diez años hemos visto varias muestras de alegría cuando los investigadores parecían haber encontrado algo en el sistema inmunológico que causaba o curaba la fibromialgia. Verdaderamente, parece un buen lugar en el que indagar en busca de pistas. Pero aún no se ha probado ningún vínculo con el sistema inmunológico.

No quiere decir que el sistema inmunológico no tenga conexión alguna con el desarrollo de la fibromialgia. Casi sin excepción, la circulación sanguínea de los pacientes de fibromialgia porta un número de anticuerpos no detectados aún en otros adultos. Los anticuerpos son grandes moléculas proteínicas segregadas por linfocitos B (glóbulos blancos sanguíneos). Cada anticuerpo se ha diseñado para atacar a un cuerpo extraño que manifieste una característica específica conocida como "antígeno". Pero estos anticuerpos no parecen ser más que un grupo de aficionados entre muchos en el desarrollo de la fibromialgia. Parecen ser un efecto del desorden, tanto como la causa.

MITO SOBRE FIBROMIALGIA Nº 8: TODO ESTÁ EN SU CABEZA.

Como cada hipótesis centrada en el cuerpo ha fallado cuando se intentaba demostrarla, cada vez más y más investigaciones se orientan a nuestro sistema nervioso y al cerebro, los cuales desempeñan un papel importantísimo en la fibromialgia. Primero, los científicos se centraron en cómo los nervios transmiten el dolor. Es una función bastante complicada. Conlleva procesos eléctricos y químicos. Los químicos incluyen (pero no son sólo):

- Generación de sustancias químicas orgánicas corporales como aminoácidos (tales como el triptófano). Neurotransmisores, que son sustancias químicas que llevan información (tales como la L-dopa y la serotonina).
- Prostaglandinas (hormonas activas en respuestas de información, órganos sexuales y otras funciones)
- Óxido nitroso (gas de la risa), componente básico de los elementos del sistema nervioso central.
- Iones minerales, formas de minerales activas química y eléctricamente, como el hierro, el selenio, y el calcio.
- Calmantes naturales conocidos como endorfinas.

Muy pronto, los investigadores que buscaban pistas en el cerebro se fijaron en la serotonina, una sustancia bioquímica importante que ayuda a regular señales entre varias partes de nuestro cuerpo, en las que se incluye el cerebro. Muchos estudios encontraron niveles reducidos de serotonina entre pacientes de fibromialgia. Ya que otros estudios apuntaron niveles reducidos de serotonina en pacientes depresivos, muchos doctores empezaron a prescribir antidepresivos de modo rutinario a las víctimas de la fibromialgia. Algunos de los que hemos tenido fibromialgia, pensamos en el día de "Acción de Gracias" como nuestras vacaciones, porque el pavo está repleto de triptófano, que metaboliza en el cuerpo en forma de serotonina. Por desgracia, los antidepresivos, así como el St. John's wort (mosto de San Juan), que se consigue sin receta y el 5HTP, aumentan los niveles de serotonina, y han fallado en intentar eliminar los síntomas de la fibromialgia.

Una de las grandes pistas relacionadas con el cerebro que los investigadores estudiaron, fue un problemático neurotransmisor etiquetado como sustancia P. La P viene del inglés "pain" (dolor), ya que este pequeño mensajero parece vital a la hora de transmitir señales de dolor a través del cuerpo. Funciona aumentando el tamaño y número de células nerviosas sensibles al dolor llamadas neuronas. Los pacientes de fibromialgia tienen el doble o el triple de sustancia P en comparación a la población "normal" (Ulf von Euler, el bioquímico sueco que identificó por primera vez la sustancia P en 1931, compartió un premio Nobel por su descubrimiento en 1970. Sin embargo, fue Susan Leeman, una bioquímica de Harvard quien al final identificó y explicó su compleja composición química en 1971, aunque Harvard le negó un puesto titular y tuvo que viajar a Estocolmo).[23]

Tal vez en un intento de responder a los efectos de los altos niveles de la sustancia del dolor P en nuestros sistemas, los pacientes de fibromialgia tienden a tener niveles incrementados de un analgésico natural en la sangre conocido como dinorfina A. Ésta es una de las muchas sustancias químicas naturales como el opio que genera el cuerpo. El nombre genérico de estos mitigantes del dolor es el de "endorfinas" o "encefalinas".[24] La Dra. Selfridge se pregunta a menudo si tales mitigantes podrían explicar por qué se sentía como confusa y fatigada algunos días con su fibromialgia. El Demerol, un narcótico postoperatorio, le sentaba igual.

Mientras escribimos este libro, los investigadores médicos están analizando los aspectos químicos del cerebro y un circuito eléctrico tras otro, esperando encontrar el punto mágico para que nos deshagamos de la fibromialgia, pero con cada avance en este campo y con cada especificación, se aumenta más la complicación. Dedicaremos el siguiente capítulo a ponerle al día sobre las señales corporales que parecen alimentar a la fibromialgia y los procesos para reducir al diablo. El hecho de que este sistema de transmisión no esté centrado solamente en el cerebro tiene un poderoso impacto en la manera de alcanzar la liberación de la fibromialgia.

Desde este punto hasta el final del libro vamos a invertir muy poco tiempo en causas, síntomas o agravantes. Le pondremos en el camino de la liberación de la fibromialgia utilizando un programa que nos ha funcionado a nosotros y a otros miles de personas como nosotros.

3   FIBROMIALGIA 101: ¿QUÉ ES?

Si alguien le comenta que la fibromialgia "está en su cabeza" o usa incorrectamente el término "psicosomático" para sugerir que le aflige una patología mental y que sus síntomas físicos son imaginarios o irreales, esa persona no entiende los avances de la ciencia médica en las últimas dos décadas. Muchos doctores intentan que el término "psicosomático" pierda su carga emocional, tal y como la tenía en el pasado. La mayoría de la ciencia médica se centra ahora en la interdependencia entre la cabeza (o con más propiedad, el cerebro) y el sistema nervioso, la así llamada conexión cuerpo-mente.

La mejor manera de enfocar y tratar la fibromialgia es considerarla como una afección asentada en el sistema nervioso, pero las últimas investigaciones nos dicen que las actividades del sistema (las normales y las no habituales) no se limitan únicamente al cerebro y la red de interconexiones nerviosas. Parece ahora claro que el sistema inmunológico y el sistema endocrino desempeñan un papel fundamental en el sistema de comunicación de datos, demandas y órdenes a las diferentes partes del cuerpo. El sistema endocrino genera hormonas y otros activos químicos como la insulina, el estrógeno y la serotonina, lejos del cerebro, en órganos como el páncreas, el hígado, el bazo y las gónadas. El sistema inmunológico genera médula ósea en el bazo y dondequiera que las células respondan a sustancias ajenas a nuestro cuerpo, como las bacterias o virus.

Hay otra idea nueva. Tal vez aprendió en el colegio que el cerebro y los nervios operan a través de impulsos eléctricos que avanzan de neurona en neurona para enviar mensajes a todas las partes de nuestro cuerpo. Cuando estaba en el Instituto Nacional de la Salud, la bioquímica Candace Pert y otros investigadores, identificaron un importante grupo de sustancias químicas relacionadas con el envío y recepción de mensajes emocionales mentales y del cuerpo en general. De hecho, ya sabemos que el sistema bioquímico porta más mensajes que los transmisores eléctricos de nuestro sistema nervioso, y son normalmente más cruciales para nuestra salud.

Estos transmisores químicos son llamados a menudo neuropéptidos o neurotransmisores. Sin embargo, más recientemente los investigadores han ido perdiendo el prefijo "neuro", ya que está demostrado que estas moléculas se mueven por más partes que meramente el cerebro, la médula espinal y los nervios, además de ser generadas fuera de estas áreas básicas. Vamos a explicar y simplificar los tres sistemas que forman nuestro sistema nervioso central: el sistema nervioso clásico, el sistema inmunológico, y el sistema endocrino. Si sabe cómo funcionan entenderá mejor de dónde viene la fibromialgia. Esto le ayudará a domarla rápidamente.

EL SISTEMA NERVIOSO CLÁSICO.

El sistema nervioso clásico que se describe en la mayoría de los libros de texto, incluye únicamente el cerebro, la médula espinal y la interconexión de nervios. Es un elemento básico en nuestro cuerpo y en las funciones que genera la fibromialgia. Varios científicos dividen sus componentes de modos diferentes. Usaremos el modo más simple.

El Sistema Nervioso Autónomo es la parte del cerebro que coordina funciones "automáticas" tales como el bombeo de la sangre, la respiración la digestión y la regulación de la temperatura corporal. También es llamado tronco cerebral, cerebro posterior o cerebro reptil (en referencia a su pasado evolutivo; se añadió a las herramientas del sistema nervioso en una era en la que predominaban los reptiles).

El Sistema Límbico fue con total seguridad el siguiente sistema cerebral añadido a lo largo de la evolución. Físicamente rodea el tronco cerebral. También crea las sustancias químicas de la emoción, además de desempeñar un rol importante en la memoria. Entre las estructuras cerebrales incorporadas en el sistema límbico, recientemente se ha descubierto la amígdala (dos estructuras dentro del cerebro separadas una pulgada de cada oreja y con forma de almendra), el hipocampo y la corteza límbica.

La corteza cerebral, en la parte frontal de nuestro cerebro, lleva a cabo tareas de comunicación de razonamiento y lógica entre sistemas corporales, amén de otras funciones. Dentro del proceso evolutivo, es el más nuevo de los centros de comunicación del sistema nervioso.[25]

Aquí explicamos cómo funcionan juntos mientras estamos, digamos, en un mercadillo Jamaicano. Cuando vemos algo que nos gusta, o cuando nos enfadamos ante un vendedor demasiado agresivo a quien intentamos comprar una baratija, nuestro sistema límbico se pone en acción para crear una sensación de nerviosismo o molestia. Cuando ya hemos concretado nuestras adquisiciones, la corteza cerebral se imagina el proceso de cambio de divisa, sabiendo que 1200 dólares jamaicanos equivalen a unos 25 en Europa. Todo este tiempo, nuestros sistemas autónomos mantienen el latido del corazón, la respiración de los pulmones y el sudor de la piel como respuesta al aumento de temperatura corporal causada por nuestras actividades y el cálido sol jamaicano.

Durante la mayor parte del siglo XX, los científicos creyeron que el cerebro se comunicaba con otras partes del cuerpo a través de un elaborado sistema eléctrico. El potente cerebro, nuestro centro eléctrico nervioso, está en lo más alto del canal regional de señales, la columna vertebral. Cuenta con pequeños manojos de nervios distribuidos desde la columna hasta las partes importantes del cuerpo. Los nervios transmiten señales eléctricas, pero ya sabemos que es una pequeña proporción de todos los impulsos que tienen lugar entre el cerebro y otras partes del cuerpo.

Los científicos tuvieron que hacer un avance más importante antes de entender completamente el sistema nervioso clásico. Hay un vacío físico, llamado espacio sináptico, entre neuronas o células nerviosas. Al principio nadie podía explicar cómo el escaso amperaje y voltaje de la corriente corporal saltaba ese espacio para entregar su mensaje. La Dra. Pert y su colaborador el Dr. Miles Herkenman se encuentran entre las personas que descubrieron lo que realmente ocurría.

Sabemos que cuando una de esas pequeñas cargas eléctricas alcanza el final de una neurona, desencadena una explosión que arroja docenas de moléculas especializadas, conocidas como neuropéptidos, a través del hueco y hacia los receptores de las neuronas colindantes. Estas moléculas neuropéptidas completan el proceso de entrega del mensaje.

Pero Pert, Herkenman y otros, descubrieron que estas moléculas mensajeras no se localizan sólo en partes del cuerpo ricas en puntos de transmisión de impulsos nerviosos (llamados sinapsis). Cuando ya habían hecho un nuevo mapa de nuestro sistema nervioso central, Herkenman estimó que menos del 2% de la comunicación cerebral ocurría a través del sistema eléctrico de sinapsis. El resto depende directamente de las moléculas mensajeras, que son eficaces sustancias químicas.[26]

EL SISTEMA QUÍMICO POTENCIA EL SISTEMA NERVIOSO ELÉCTRICO.

No hay duda de que la inmensa mayoría de mensajes transmitidos a través del cuerpo (tal vez el 80% o más) se mueve a través de las ágiles moléculas químicas.

Tampoco hay duda alguna de que la medicina moderna ha sido extremadamente lenta en aprender a utilizar este sistema transmisor químico en diagnósticos y tratamientos, y esa lentitud tiene un impacto negativo en nosotros como pacientes de fibromialgia. Los doctores (y el resto de nosotros) no pueden entender cómo adquirimos la fibromialgia o cómo curarla, a menos que deseen aprender como mínimo los fundamentos del funcionamiento del sistema nervioso químico.

En la década de los 70 la ciencia médica creyó que sólo había dos neuropéptidos: la acetilcolina y la norepinefrina. Debido a un descubrimiento casual (un proceso que la acetilcolina "enciende" y la norepinefrina "apaga") los primeros investigadores creyeron que los neurotransmisores químicos no eran más que una extensión del sistema eléctrico que permitía que la electricidad fluyese (cuando la neurona se encendía) o no (cuando se apagaba).

Pero los neuropéptidos son más sofisticados que todo esto. Las neuronas cerebrales portan mensajes a las áreas donde estas moléculas químicas son elaboradas. Cuando un área recibe el mensaje, el péptido adecuado corre por todo el cuerpo, a menudo reproduciéndose a sí mismo en otros tejidos corporales capaces también de elaborar el péptido, y así el mensaje se entrega con mayor velocidad y eficiencia. Este proceso no se detiene hasta que cada parte importante del cuerpo ha recibido el mensaje, incluso donde no hay neuronas eléctricas.

Cuando los investigadores descubrieron el neuropéptido dopamina, creyeron en un principio que causaba esquizofrenia.

Luego encontraron los péptidos analgésicos del dolor, conocidos como endorfinas o encefalinas.

Los investigadores demostraron cómo estas ágiles moléculas funcionaban incluso antes de ser identificados sus componentes y nombres químicos. Un famoso experimento utilizó un poco de médula espinal de un gato dormido y la inyectó a otro que estaba bien despierto. Éste pronto cayó en brazos de Morfeo. Cuando el primer gato se despertó utilizaron un poco más de médula espinal con el gato que aún dormía; pronto despertó también. Esto demostró que en los gatos, los neuropéptidos portaban señales del cerebro para ir a dormir o despertarse.[27] Estudios adicionales mostraron que los mismos mecanismos son parte del sistema central nervioso humano.[28] Pero pasó largo tiempo antes de que los médicos comprendieran las implicaciones de estos experimentos.

Por ahora, los investigadores han descubierto al menos cien péptidos más, y probablemente hay más esperando en todo nuestro cuerpo a ser descubiertos. Cada péptido tiene tamaño, estructura química y función o funciones únicas que cumplir, portando precisos mensajes a través de nuestros cuerpos. Los péptidos no pueden llegar a partes de nuestro cuerpo por casualidad y emitir sus señales. Para poder funcionar, cada péptido debe encontrar una célula con un receptor que tenga una forma específica en la que debe ajustar a la perfección y permanecer anclada casi permanentemente. Este emparejamiento con el receptor adecuado se representa como una llave en su cerradura.

Las paredes celulares son bastante suaves salvo por los receptores "adheridos" a las paredes externas. Cada receptor es "pegajoso" porque su molécula más externa está abierta, esperando un péptido apropiado que la encuentre y se acople a ella. Cuando se acoplan forman una molécula completa y muy estable. Más que eso, el péptido que ha encajado en el receptor puede llevar un mensaje desde el cerebro u otro órgano; el mensaje cambia algún aspecto de las funciones de la célula.

Bajo un microscopio de electrones se puede ver este proceso y seguir a péptidos individuales en su búsqueda de receptores. Es como ver células de esperma seguir su camino hacia células del óvulo, salvo que cientos de veces más rápido. Y al contrario que el esperma, donde todos van en dirección a un óvulo, los péptidos avanzan en forma de abanico con su mensaje hacia cientos o miles de células receptoras.

El cerebro no es el único emisor de impulsos importantes que diga a las partes básicas del cuerpo cómo funcionar. También es rico en receptores, y así recibe gran volumen de mensajes simultáneos sobre cómo se comportan otras partes del cuerpo. Puede conseguir estos mensajes porque otros sistemas, como el inmunológico, también generan péptidos.

¿Qué partes del cuerpo tienen una posición en la jerarquía lo suficientemente alta como para importunar al cerebro con sus mensajes? Pues cualquier otra de las partes existentes, y especialmente los sistemas endocrino e inmunológico.[29] Irónicamente, los antiguos filósofos griegos no andaban muy lejos cuando argumentaban que el hígado era el centro de nuestro sistema nervioso, ni tampoco los científicos renacentistas, quienes creían que el bazo era el centro de nuestro bienestar. Estaban tan en lo cierto como los científicos "modernos" que consideran al cerebro la única clave de todo lo que nuestro cuerpo hace. Ahora sabemos que el hígado (parte importante del sistema endocrino) y el bazo (parte del sistema inmunológico) son miembros particularmente activos del equipo formado por todas las partes del cuerpo que se esfuerzan para mantenernos sanos y felices.

Los investigadores han comprendido al fin que el sistema nervioso central es fundamentalmente químico. Las moléculas mensajeras se extienden por el sistema nervioso desde el páncreas, los riñones, la pituitaria, los intestinos y los órganos reproductores. Por ejemplo, la hormona prolactina es una molécula mensajera que señala a los pechos que produzcan leche poco después de que otras hayan asistido en el proceso de dar a luz.[30]

Estos hallazgos requieren que invirtamos un poco más de tiempo en volver a examinar los aspectos inmunes y endocrinos del sistema nervioso central, y definir su papel en la causa y cura de la fibromialgia.

UNA PERSPECTIVA MÁS DETALLADA DEL SISTEMA INMUNOLÓGICO.

Los textos médicos antiguos muestran el sistema inmunológico como un sistema defensivo del cuerpo autosuficiente y autocontrolado. Pero los nuevos descubrimientos nos dicen que los neuropéptidos viajan dentro y fuera de él. En verdad, nuestros cuerpos no se componen de sistemas separados e inconexos. El bazo, la médula ósea, el nodo linfático y los glóbulos blancos (básicos en el modelo clásico de sistemas inmunológicos humanos) producen neuropéptidos, además de sus secreciones inmuno-específicas. Están equipados para enviar mensajes a la otra línea de defensa: el sistema nervioso central. De hecho, en 1982 los investigadores descubrieron que cada molécula mensajera del sistema nervioso central tenía pareja receptora en las principales células inmunes. Tomemos, por ejemplo, el monocito (un glóbulo blanco básico) o el linfocito, que se comunica con otros linfocitos con nombres tales como célula B, célula T y célula asesina. Sus paredes celulares son ricas en bandas receptoras pegajosas diseñadas para recibir neuropéptidos específicos que se acoplen a ellas.[31]

Es evidente ahora que casi cada célula inmune básica puede generar y enviar a través del cuerpo humano casi cada péptido conocido. Casi cada célula inmune básica puede recibir e interpretar cada péptido conocido. El sistema inmunológico está tan íntimamente unido con el cerebro y el sistema nervioso central, que tiene sentido considerarlo un componente de este último.[32]

Al tratar holísticamente el sistema nervioso central, los investigadores han hallado nuevas tareas que llevan a cabo sus componentes. Algunas de ellas pueden crear o prevenir los síntomas de la fibromialgia. Debido a estos hechos, algunos médicos y bioquímicos han empezado a derribar las barreras que imaginaron entre el cuerpo y el cerebro, o el cuerpo y la mente. Más recientemente han vinculado el sistema inmunológico a algo que se consideraba ajeno al campo de la ciencia médica: las emociones.

Ya sabemos que las emociones específicas desencadenan neuropéptidos específicos, y algunos de estos péptidos señalan al sistema inmunológico el comienzo de algunas de sus tareas. La Dra. Pert explica que "estos péptidos sensibles a las emociones parecen controlar la ruta y migración de los monocitos [glóbulos blancos], que actúan como pilares del resto de la salud del organismo".[33] También añade: "las células inmunes crean las mismas sustancias químicas que las que se cree que controlan el humor en el cerebro. Así pues, no sólo controlan la integridad del tejido corporal, sino que procesan la información de las sustancias químicas que pueden regular el humor o las emociones. Este es otro aspecto de la comunicación a dos bandas entre el cerebro y el cuerpo".[34]

Lo que apunta la Dra. Pert es esencial: las emociones tienen influencia directa sobre el sistema inmunológico, al igual que el sistema inmunológico sobre las emociones.

Saber cómo usar esa conexión es vital de cara a curar la fibromialgia.

UNA PERSPECTIVA MÁS DETALLADA DEL SISTEMA ENDOCRINO.

Existe un vínculo similar entre el sistema nervioso clásico, el sistema inmunológico y el sistema endocrino, los órganos que generan hormonas y otras sustancias químicas beneficiosas utilizadas por nuestro cuerpo. Incluyen los riñones, el páncreas, la vesícula biliar, el hígado, las tiroides, las gónadas y la glándula pituitaria. Todos envían y reciben mensajes del cerebro y el sistema inmunológico.[35]

Ahora sabemos que los órganos que se creía que tenían el monopolio en la producción de algunas sustancias químicas, no son su única fuente. Por ejemplo, el páncreas es el mayor productor corporal de insulina, pero el cerebro también la genera. Las moléculas transmisoras transferasa y la colecistoquinina (CCK), (en otro tiempo consideradas herramientas en exclusiva del cerebro y del funcionamiento eléctrico del sistema nervioso central), se generan en todas partes, a la vez que pueden ser recogidas por receptores que se encuentran fuera del cerebro. Cuando quiera que el cerebro desee señalar que el estómago está lleno, segrega CCK. Esta va directamente al estómago, como es de esperar, pero cuando se desdobla en más moléculas mensajeras, también va a parar a los receptores que se encuentran a lo largo del tubo intestinal para mantenerlo trabajando. Señala a la vesícula biliar que se prepare para soltar la bilis almacenada, una sustancia química que digiere la grasa. Indica al bazo (la factoría química del sistema inmunológico) que la digestión está en proceso, así que no puede gastar energía atacando elementos extraños como la comida que se acaba de ingerir.[36]

En el sistema endocrino, las emociones generan cascadas de moléculas mensajeras. Ya hemos aprendido algo sobre un grupo de moléculas mensajeras, los neuropéptidos llamados endorfinas, que son los analgésicos del cerebro y el cuerpo. Cuando se cambia intencionadamente el ritmo de respiración (como quienes practican yoga, meditación o el método Lamaze para dar a luz) el flujo de moléculas mensajeras que el cerebro libera incluye las endorfinas.

Sabemos de una hormona que tiene un mal funcionamiento en los casos de fibromialgia: la hormona del crecimiento. Regula la regeneración y crecimiento de las células nerviosas. La conexión entre esta hormona y la fibromialgia se identificó y anunció en ediciones médicas de hace una década, pero de nuevo, nadie entiende aún la situación general.[37]

¿DÓNDE FINALIZA EL CUERPO Y EMPIEZA EL CEREBRO? Y ¿DÓNDE SE SITÚA LA MENTE?

Ya hemos visto cómo el sistema inmunológico, el cerebro y el sistema endocrino están íntimamente conectados, a tal nivel que hay que entenderlos como un único sistema. Como enuncia el Dr. Elmer Green, un doctor de la Clínica Mayo que fue pionero en la bio-reacción como tratamiento de la enfermedad: "Cada cambio en el estado fisiológico va acompañado del correspondiente cambio en el estado mental-emocional, consciente o inconsciente, e inversamente, cada cambio en el estado mental-emocional, consciente o inconsciente, va acompañado de un cambio en el estado fisiológico."[38]

¿Necesita pruebas tangibles del día a día? ¿Qué tal el hormigueo del estómago? El miedo y la timidez causan una agitación física real en el estómago mientras las hormonas y enzimas digestivas segregan sustancias químicas desagradables. ¿Y la carne de gallina? La emoción libera sustancias químicas que estimulan los músculos eréctiles en torno a los folículos pilosos, que forman pequeños bultos que se pueden ver y tocar.

El gran orador y médico, el Dr. Deepak Chopra, resume lo que hemos visto así: "ya se ha demostrado sobradamente que las mismas sustancias neuroquímicas influyen en cuerpo y mente. Todo está interconectado al nivel de los neuropéptidos; así pues, separar estas áreas es simplemente

mala ciencia".[39] El cuerpo y la mente están inextricable-
mente interrelacionados, son interdependientes en tal grado
que debemos considerar en su conjunto las funciones mentales, físicas y emocionales del cuerpo como un sistema unificado. El estudio de este sistema unitario tiene un nuevo
nombre: psiconeuroinmunología. Si le resulta nuevo que
cuerpo y mente estén unidos, y no separados, bienvenido a
la vanguardia de la medicina moderna, que trata a la persona como un todo y no como partes diferenciadas.

El conocimiento más innovador sobre la fibromialgia
y su tratamiento proviene de investigadores que abandona-
ron el viejo patrón de damero que seguía la medicina: una
casilla para los ginecólogos, otra para los traumatólogos, los
gastroenterólogos, los especialistas del pulmón, los psiquiatras, los neurólogos, etc. Las líneas que dividen este tablero
parecen ser lo que ha limitado el campo y las oportunidades de ayuda que cualquier especialista tradicional puede
ofrecernos a los que padecemos fibromialgia.

"La vida es inteligencia que depende de sustancias
químicas", dice el Dr. Chopra.[40] Nos gusta tanto esta frase
que la colgamos en placas en nuestra oficina. Nos recuerda
que debemos pensar en nuestros cuerpos como sistemas
integrados autogestionados, en lugar de componentes com-
plejos de diferentes máquinas físicas, eléctricas y químicas.

El Dr. Chopra pide que los escépticos aclaren por qué
cuando un virus del resfriado se aplica con atomizador
sobre la nariz de ocho voluntarios, sólo uno de ellos, como
media, se contagia, y el sistema inmunológico de los otros
siete vence al virus fácilmente.[41] Su respuesta: siete mentes
están sanas y mantienen las células inmunes sanas. Una

mente enferma, distraída o enojada, interfiere con la respuesta inmunológica normal. El desafortunado pero predecible resultado es un resfriado. El Dr. Chopra explica que debe "pasar mucho de mi tiempo solamente hablando, intentando que la gente no se deje influir por su enfermedad... Mientras el paciente se convence de sus síntomas, queda atrapado en una realidad en la que "estar enfermo" es la tónica dominante".[42]

John Sarno es profesor de rehabilitación clínica en la Escuela Universitaria de Medicina de Nueva York, además de ejercer como médico. En los años 70 empezó a aplicar terapia cuerpo-mente para tratar a sus pacientes. Primero experimentó con sus propias migrañas, luego con pacientes que también las sufrían. Vio que aquellos que sabían que había alguna tensión emocional de por medio mejoraban, mientras que aquellos que rechazaban cualquier conexión de este tipo no lo conseguían.[43] Sus ávidas introspecciones en las conexiones entre cuerpo y mente han dado lugar a tres libros, a la vez que ha sido reconocido su éxito en el tratamiento de pacientes con afecciones tan diferentes como dolor de espalda y fibromialgia. Nos explica que los pacientes con fibromialgia están entre los más complicados de tratar.

El Dr. Sarno, junto con un creciente número de científicos y asistentes sanitarios, cree que las áreas del cerebro responsables de la emoción están directamente asociadas a la generación no sólo de efectos corporales como el rubor, sino también a toda clase de dolores óseos y musculares. También puso en evidencia que el dolor podría ser producido por sustancias químicas generadas por emociones, incluso si no se percibía la emoción, y concluyó que muchos de sus pacientes no respondían a tratamientos tradicionales contra el dolor por no haber sido diagnosticados correctamente. Resumiendo, se les había tratado la afección equivocada.

En aplicación a lo que ya se sabía respecto al funcionamiento mental, el Dr. Sarno sospechó que las emociones subconscientes responsables del gran dolor de sus pacientes, eran aquellas consideradas como fuertes, tales como la ira, inaceptable en una sociedad civilizada. Cuando se les preguntaba, muchos de sus pacientes enumeraban factores estresantes o circunstancias desagradables que podían influir en su dolor. Pero el Dr. Sarno sabía que estas causas externas no influían *directamente* sobre el dolor; más bien, las experiencias de los pacientes producían emociones que a su vez estimulaban la producción de sustancias neuroquímicas específicas, que daban como resultado cambios corporales que se percibían como dolor. Aquellos pacientes que aceptaban esta nueva explicación, encontraban alivio inmediato a su dolor. Aquellos que dudaban de las emociones como la raíz de su sufrimiento físico, no mejoraban.

El Dr. Sarno llama al dolor que se genera de esta manera síndrome de tensión por miositis. Ha escrito tres libros decisivos en los que ahonda en estas ideas, que han ayudado a más de diez mil pacientes a deshacerse del dolor bajo su cuidado. Remarca que el saber, entender, y finalmente aceptar el hecho de que la emoción causa el dolor, es a veces suficiente para erradicarlo o calmarlo notablemente. En su tratamiento, documenta los síntomas de los pacientes, y si sufren síndrome de tensión por miositis, explica cómo se desarrolla desde la emoción. Les invita a charlas en las que este síndrome se explica con más detenimiento. Si no están mejor tras las charlas, pueden asistir a debates en pequeños grupos de apoyo.

El Dr. Sarno no distingue entre síndrome de tensión por miositis y fibromialgia mediante el uso de nombres diferentes. Nosotros diferimos algo en esto. Creemos que ambos son lo mismo en un solo cuerpo, pero continuamos con el uso del término fibromialgia ya que pacientes y colegas están familiarizados con él. Aún así, estamos agradecidos al Dr. Sarno por ayudarnos a entender este, hasta ahora desconcertante, síndrome.

La Dra. Selfridge conoció el trabajo del Dr. Sarno a través de un colega común. Ella leyó el libro *The Mindbody Prescription* (La Prescripción Cuerpo-Mente), y admitió la lógica de sus palabras. Durante años sintió intuitivamente que los síntomas y dolores de su fibromialgia debían tener origen en el cerebro. ¡He aquí, por fin, una explicación científica! Pero al contrario que muchos de los pacientes del Dr. Sarno con dolores lumbares, ella no mejoró enseguida, ni muchos de sus pacientes. Estaba descubriendo que muchos, si no todos los pacientes de fibromialgia, tenían peculiaridades que complicaban su respuesta al método curativo del Dr. Sarno.

El Dr. Sarno ya se había dado cuenta de que los pacientes con síndrome de tensión por miositis tendían a ser perfeccionistas y "buenazos". La Dra. Selfridge pronto supo que muchos de sus pacientes de fibromialgia eran también gente sensible. No eran debiluchos, pero el entorno les afectaba más que a otros pacientes. Eran más sensibles a ruidos, sonidos, olores, gustos, cambios de temperatura, textura de la ropa. Y lo más importante, eran más intuitivos, perceptivos y reaccionaban más a las emociones de la gente a su alrededor. Las observaciones de la Dra. Selfridge se apoyaban en la investigación de la Dra. Elaine Aron. En su libro *The Higly Sensitive Person* (La Persona Hipersensible), Aron explica que con o sin problemas psicológicos, una persona muy sensible siente más dolor físico que el resto de personas.

Como hemos observado, los estudios médicos sugieren que los pacientes con fibromialgia han sufrido más traumas psicológicos graves (tales como el abuso sexual) que el resto de la población. El Dr. Sarno apunta que del 40% al 60% de sus pacientes necesitaban psicoterapia para poder mejorar. Pero la Dra. Selfridge se topa con un porcentaje menor. En sus consultas como médico de familia, se encontró con muchas mujeres violadas o que habían sufrido abusos, pero que no padecían fibromialgia. Por otro lado, ha ayudado a muchas personas con fibromialgia que no tenían un historial psicológico remarcable. Así, rechaza que el trauma psicológico sea el común denominador que impide una respuesta positiva al tratamiento cuerpo-mente, a la vez que tiene más reparos en sugerir psicoterapia.

La Dra. Selfridge admite que ella misma es muy sensible. Mientras aplicaba el tratamiento del Dr. Sarno a sus síntomas, se sentía a veces como distraída o desbordada por el día a día. No era fácil plasmar las emociones que pudiesen instigar la fibromialgia. Admitió que tenía que dedicar mucho tiempo a la consecución de este objetivo. Para centrarse mejor, adaptó algunos trucos aprendidos en psicoterapia. Franklynn, que era mucho más creativo, añadió variantes que le ayudaron a recuperarse a una velocidad notable. Mientras ayudaba a Franklynn en el tratamiento de su fibromialgia, su compañera, Judi, aprendió la técnica cuerpo-mente y en dos sesiones curó su doloroso reflujo gastroesofágico, que había mostrado resistencia a toda medicina a lo largo de un año. Como el dolor de espalda, era un síntoma claro de la relación cuerpo-mente.

Al entender que algunas personas se resistían a lo nuevo, la Dra. Selfridge todavía ofrece a sus pacientes de fibromialgia una elección: pruebas y pastillas, o este, por lo general, más exitoso método de persuadir a nuestro cerebro para curarnos. La mayoría elige el método cuerpo-mente, por el que se le guiará a través de este libro, incluso si está a miles de kilómetros de un médico que se lo pueda enseñar en persona. En estas páginas le enseñaremos cómo detener la generación de fibromialgia en el cuerpo, la mente y su frenético ritmo de vida (el dolor, el mal dormir, las piernas en tensión, ese horrible conjunto de males).

Le ofrecemos estos instrumentos ya probados a sabiendas de que ayudarán a muchos a encontrar un mayor alivio de sus síntomas, más de lo que jamás imaginó. Reconocemos la labor del Dr. Sarno al darnos la clave sobre nosotros mismos. Sus libros son lecturas básicas para quien quiera conocer mejor el tratamiento cuerpo-mente.

LOS DETONANTES QUE CAUSAN FIBROMIALGIA.

Para gente tan sensible como nosotros, es de gran ayuda entender algunos de los mecanismos que pueden contribuir a la fibromialgia. Empieza con una emoción como la vergüenza, la ira o la rabia. No es el habitual enfado cotidiano (del tipo: no has recogido tus calcetines) ni siquiera la de haber perdido el trabajo. Es una rabia profunda que tal vez no se percibiese como tal, que nunca se expresó o que nunca se distinguió como rabia. Es la primitiva rabia del todo o nada, que los psiquiatras llaman ira narcisista; tal vez está en todos los genes humanos, es *inconsciente* o se encuentra más allá de nuestra habilidad para reconocerla.

Usted, como nosotros, puede haber aprendido desde muy joven (de niño viviendo con sus padres, "los gigantes") que no era seguro expresar ira, aflicción, vergüenza y sentimientos similares, cualquiera que fuese la causa, que era mejor quedárselos dentro. Si de niño le hirieron física o verbalmente, tal vez le causó aún más resentimiento y vergüenza.

Tal vez creció entre tensiones demasiado fuertes para su sistema nervioso sensitivo, que le empujaron cruelmente hacia la meta imposible de ser perfecto o muy, muy bueno constantemente. Tal vez, las tensiones comunes en todas las familias tuviesen más efecto sobre usted y sus cuidadores no le enseñaron nunca a ocuparse de sus necesidades emocionales. Ahora ha tenido una pérdida significativa (la persona amada, el trabajo, la posición social o los ingresos) o un shock emocional significativo, como un accidente de coche. El mensaje de la sociedad, impuesto por ese 80% de la población que no es tan sensible, es que debe tirar para adelante y seguir con su vida. Pero nosotros, los sensibles, necesitamos tiempo para asimilar el dolor y recuperarnos emocionalmente.

Es el impacto emocional de una pérdida o de un trauma físico, la rabia inconsciente u otras emociones profundas, lo que puede estimular, combinado con el mensaje de la sociedad de seguir adelante, la producción de sustancias químicas que dan lugar a los síntomas de fibromialgia. Contamos con un contenedor genético para las emociones más profundas; se cree que, a veces, las circunstancias hacen que el contenedor se desborde y que cuando esto ocurre, el miedo que la gente muy sensible tiene a expresar (o sentir) sus emociones más asentadas, pasa a ser mayor que el miedo al dolor físico. Así que la mente, el cerebro y el cuerpo, conspiran para generar una constelación de síntomas físicos reales a partir de las duras emociones reprimidas, para distraerse de la caótica y dolorosa experiencia interna.

A la Dra. Selfridge le cuesta creer que cualquier parte de ella, incluso su subconsciente, eligiese el dolor físico sobre el emocional, hasta que recordó los meses en que se estaba divorciando, un período de tanta carga emocional que casi la deja incapacitada. Aunque algunos de sus síntomas se recrudecieron cuando su matrimonio estaba viniéndose abajo, su dolor emocional era tan grande que a día de hoy puede decir que elegiría cualquier dolor físico antes que ese grado de dolor emocional. Sorprendentemente, descubrió que si se convence al cuerpo de que sabemos qué esta ocurriendo (esto es, que se convierte la ira, rabia o vergüenza desconocida en dolor físico a través de la inundación corporal de péptidos) el sistema unificado cuerpomente dejará de generar estas respuestas automáticas. Le liberará de la fibromialgia. Los pensamientos y creencias, convertidos ahora en mensajes neuroquímicos, indicarán al cuerpo que deje de crear síntomas.

Una vez aprenda y practique esto, será tan fácil como estornudar, sólo que mucho más gratificante.

¿Parece demasiado fácil? ¡Lo es! Sin tener que esperar a que la ciencia sepa con exactitud cómo los detonantes llevan a cabo este trabajo sucio, los pacientes de fibromialgia pueden volver al mundo de la salud.

EL ESTRÉS Y LA FIBROMIALGIA.

Los pacientes de fibromialgia son más propensos al estrés que el resto de la gente. Algunos de nosotros casi no toleramos los ruidos, los malos olores, el ejercicio excesivo o temperaturas muy cálidas o muy frías. Aunque a Franklynn le encanta comer pescado, cuando sufría de fibromialgia no toleraba el olor que desprendía cuando lo cocinaban.

Al recordar ahora, la Dra. Selfridge puede apuntar varios niveles de la enfermedad mientras ésta se arrastraba insidiosamente en su vida. Empezó en el instituto con el síndrome del intestino irritable (SII), uno de los disfraces de la enfermedad, mientras trabajaba a destajo para conseguir las notas que le permitiesen escoger la universidad "adecuada". En la facultad, debido al estrés de la carrera, su zona lumbar, cuello y hombros empezaron a dolerle. La fibromialgia la golpeó más fuerte mientras era residente, cuando estaba estresada, agotada e incapaz de controlar ningún aspecto de su vida. Al recordar esto, no sorprende que sus síntomas fueran a peor e incluso aparecieran nuevos: dolor en todo el cuerpo, problemas de sueño y confusión. Además de su estrés, se casó ese año, y únicamente se relajó en su luna de miel de treinta y seis horas. Era como una máquina andante de fibromialgia, llena de emociones que descargaban sustancias químicas causantes de fibromialgia.

Tratar un estrés tan arraigado como el de la Dra. Selfridge es complicado por el hecho de que es responsable de cambios físicos, adaptaciones de comportamiento, liberación de hormonas, y mucho más. Un estudio de junio de 1998 en *The American Journal of the Medical Sciences* (Revista Norteamericana de Ciencias Médicas), escrito por la Dra. Leslie J. Crofford, reumatóloga e investigadora de fibromialgia en la Universidad de Michigan, demostró perceptiblemente que el estrés aumentaba el número y la gravedad de los síntomas de la fibromialgia.[44] La Dra. Crofford también informó que dos canales de comunicación entre el cerebro y el cuerpo no funcionaban adecuadamente en los pacientes de fibromialgia: el canal que une el hipotálamo con el eje neuroendocrino HPA del cuerpo (consistente en la pituitaria y las glándulas suprarrenales) y el canal que une el hipotálamo con el eje neuroendocrino HPG (consistente en la glándula pituitaria y los ovarios o testes). Ya que los órganos reproductores generan y usan hormonas sexuales, su falta de comunicación con el eje neuroendocrino HPG podría explicar por qué la fibromialgia ataca a más mujeres que hombres. Algunas de las irregularidades en la comunicación química entre el cuerpo y el cerebro que tienen lugar en la fibromialgia, podrían también estar relacionadas con el síndrome premenstrual, la irritación de vejiga y dolores de cabeza crónicos.

El siguiente diagrama muestra cómo la Dra. Crofford cree que nuestros genes, la constitución física y el estrés, subyacen como motivos causantes de la fibromialgia.

Diagrama desarrollado tras un diagrama previo en una publicación médica, preparado por la Dra. Leslie J. Crofford, que muestra el progreso de las condiciones físicas y emocionales que conducen a la fibromialgia.

Causas de las variantes en respuestas neuroendocrinas al estrés

Genes, género, estrés infantil, estrés adulto.

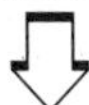

Causas de vulnerabilidad al estrés en fibromialgia

Respuestas extremas o poco saludables a un estrés acentuado.

    Emocionales, psicológicas.

Respuestas extremas o poco saludables a un estrés en desarrollo.

    Emocionales, psicológicas.

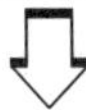

Motivo que desencadena la fibromialgia

Trauma o degeneración debido a:

    Latigazos, lesiones repetidas, osteoartritis.

Inflamación debida a:

    Artritis reumatoide, lupus sistemático.

Infección por virus o bacterias debida a:

    Enfermedad de Lyme, enfermedad viral.

    Estrés psicológico.

    Estrés hormonal.

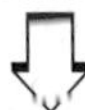
La fibromialgia no es

FIBROMIALGIA

una enfermedad que viene y se va. Una vez empieza, se instala en el cuerpo aunque los síntomas pueden aparecer y desaparecer. Cada vez que los síntomas vuelven, son peores, del mismo modo nuevos síntomas pueden destrozarle. Los hechos con un impacto emocional significativo se "descargan" en el sistema límbico del cerebro, donde dejan su marca perpetua. A los veinte años, mucha gente aún no ha descargado suficiente basura para hacer que la fibromialgia asome su fea cabeza. Añada un poco más de estrés físico y emocional a su sistema nervioso sensitivo y sobre los treinta, puede haber acumulado lo suficiente como para ver nacer la enfermedad en toda su fuerza. No se puede huir, ni esconderse. Tampoco es probable que se puedan borrar los cambios químicos y fisiológicos del cuerpo.

Así explica el Dr. Pert lo que tiene en contra:

> ¡El cuerpo es la mente inconsciente! Los traumas reprimidos por una emoción desbordante pueden ser almacenados en cualquier parte del cuerpo, y afectar luego a nuestra capacidad para sentir esa parte, o incluso moverla. El nuevo estudio sugiere que hay caminos infinitos para la mente consciente de acceder a la mente inconsciente y al cuerpo.[45]

La Dra. Selfridge les dice a sus pacientes que piensen en su programa de fibro-ataque como un " vivir mejor gracias a una mejor química entre cuerpo-mente". Cada emoción genera química. Nuestra mente no está separada del cuerpo. Así, la Dra. aconseja que la actitud lo es prácticamente todo.

Empecemos por aquí.

PARTE 2

ARMAS PARA COMBATIR

LA FIBROMIALGIA

Me puedo quejar de que mi rosal tiene espinas o maravillarme con el espinar por sus hermosas flores. Depende de mí.

—Anónimo

(encontrada en una página web de apoyo a la fibromialgia).

PONGA SUS NUEVOS CONOCIMIENTOS EN FUNCIONAMIENTO

Cada emoción y pensamiento genera una actividad química en el cerebro y el resto del cuerpo. Éstos pueden convertir emociones negativas reprimidas en síntomas dolorosos. Sabemos que este proceso es parte del carácter humano, y que nos ocurre a casi todos nosotros, después de todo, ¿qué es si no un dolor de cabeza por tensión? Pero el sistema nervioso sensitivo probablemente exagera el proceso. Así, para detener sus síntomas, necesitamos ayudarle a inundar el cerebro y el cuerpo con emociones positivas y felices, para generar tan "buenas" sustancias químicas como sea posible, y así combatir los mensajeros causantes del dolor.

Puede haberse dado cuenta de que sus síntomas parecen menos intensos cuando se relaja y se divierte, y peores cuando se entristece, se enfada o está nervioso. El cultivar la química de las emociones positivas despejará el camino hacia el pensamiento específico que le llevará de la fibromialgia a la libertad.

CREAR MUCHAS SUSTANCIAS QUÍMICAS "BENEFICIOSAS" LE HARÁ RECUPERARSE CON RAPIDEZ.

Mientras trabajemos con usted para liberarle de la fibromialgia, ayúdenos a ayudarle. Cree pensamientos agradables. Lea libros y vea programas que sean positivos, felices y optimistas. Hasta que haya alcanzado la libertad de la fibromialgia, intente evitar situaciones que le desmoralicen. Intente evitar a las personas desmoralizantes. No piense que es una idea absurda. Ser positivo es biológicamente básico para su recuperación.

Si genera pensamientos sombríos, cámbielos utilizando libros y cintas de estimulación y motivación, disponibles en bibliotecas, librerías, o en tiendas de regalo. Muchos locutores que levantan la moral están en la radio o la televisión. Si no se puede desplazar porque está impedido en casa, muchos de estos recados se pueden hacer por internet o por teléfono, luego alguien puede recoger los libros y las cintas.

La Dra. Selfridge lo explica así: "Busca el cielo azul en lugar de las oscuras nubes" y comenta a sus pacientes y colegas el estudio que el Dr. Robert Bennett llevó a cabo con dos grupos muy parecidos de pacientes de fibromialgia en el centro médico de la Universidad de Washington. A pesar de que los dos grupos sufrían síntomas similares, el grupo cuyos miembros tenía una actitud positiva en la vida sentía que lo estaba haciendo bien.

El grupo que tenía una actitud negativa sentía que lo estaba haciendo mal. En otras palabras, los pacientes obtenían del tratamiento lo que esperaban obtener. Por esto es importante, que cada vez que coja este libro, o pase un rato tranquilo, o satisfaga sus necesidades, piense en cómo dar otro paso en su recuperación.

Betsy y Anna, dos mujeres de Wisconsin que sufrían de fibromialgia, empezaron su programa de recuperación rodeándose, deliberadamente, de pequeños libros de refranes, consejos, poemas e imágenes positivas, cualquier cosa. He aquí un ejemplo que les gustaba de un poeta anónimo:

NO TE RINDAS
El éxito es el fracaso vuelto del revés.
El color plata de las nubes de la duda.
Y nunca sabes cuán cerca estás.
Tal vez cerca, cuando parece lejos.
Así que sigue luchando por muy dura que te resulte la enfermedad.
¡Cuándo las cosas van peor es cuando no te puedes rendir!

En cada reunión sobre fibromialgia en la que participaban, comenzaban y terminaban con una lectura alegre. Se tenían que enfrentar a todo con la mitad de energía y el doble del dolor que se supone a los humanos. Y sin su energía positiva, nunca se hubiesen liberado de la fibromialgia. Pero lo hicieron.

No infravalore este sistema tan aparentemente simple. Cuando algo le duele, machacaría a alguien que le dijera: "la risa es la mejor medicina". Pero funcionó con Betsy y Anna. Ha funcionado con otros. También funcionará contigo.

Siguiendo nuestras directrices, Betsy y Anna también reorganizaron otras partes importantes de sus vidas. Betsy, por ejemplo, dejó un trabajo muy bien pagado de dirección, cuando el estrés y las muchas horas laborales fueron demasiado. No podía compatibilizar las exigencias de su trabajo con la lucha contra la fibromialgia. Al comprobar que el estrés de su trabajo podía ser uno de los motivos, cambió a otro trabajo con menos remuneración, para el que estaba sobradamente cualificada. Fue un cambio en la vida que le ayudó enormemente a derrotar a la fibromialgia.

Hay dos consecuencias adicionales a la decisión de Betsy. La primera: reducir las horas de trabajo y el estrés, le otorgó un precioso tiempo y energía para la dura tarea de curarse. La segunda: decidir que el trabajo más importante era curarse sirvió para que se diera cuenta de que ponía cuerpo y mente (toda ella) en el esfuerzo.

Con el tiempo, Betsy podrá volver a un puesto similar al de antes, ahora que ya se ha recuperado de su fibromialgia y ha aprendido a prevenir recaídas. Probablemente podrá con todo ello de nuevo y no recaerá en la fibromialgia.

Anna no podía cambiar tan fácilmente su situación. Afectuosa y bondadosa por naturaleza, pasaba una tarde con un amigo enfermo del corazón una vez a la semana. Mientras su amigo empeoraba, el dolor de Anna también iba a peor. Entonces Anna aprendió a curarse de la fibromialgia; debía continuar activando sustancias químicas positivas en su cerebro y centrarse casi exclusivamente en recuperarse. Al reconocer que esta importante relación era un detonante emocional significativo, supo que la baja moral de su amigo ponía en juego su progreso hacia la salud. Empezó por organizar comidas alegres con éste en un conocido restaurante, y salidas para ir a ver películas optimistas. Evitó situaciones que invitaban a largas y tristes charlas. Funcionó. Ahora la fibromialgia de Anna es un recuerdo que pronto quedará lejano.

Usted también puede recuperarse de la fibromialgia. Vamos a dar el primer paso ahora.

PRIMER PASO: DECIDA QUE ESTÁ PREPARADO PARA CURARSE.

La combinación de sensibilidad y síntomas, implica la necesidad de una guía estructurada para centrarse en las emociones que causan la enfermedad. Si el programa no funciona por sí mismo, le podría beneficiar la guía específica de un psicoterapeuta para ayudarle a descubrir y hacer frente a los traumas emocionales escondidos. Pero primero pruebe nuestro programa.

Aunque parezca raro, algunos lectores pueden decidir (consciente o inconscientemente) que aún no están preparados para dar los pasos de la recuperación. Necesitamos centrarnos en el problema aquí y ahora. Tómese tiempo para analizar su mente. Indague en los más profundos recovecos de sus sentimientos conscientes e inconscientes, y pregúntese: "¿quiero absoluta y positivamente estar bien, totalmente bien?

¿Qué se podría cruzar en el camino de su deseo de sentirse bien?

¿Qué hay de los pleitos? ¿Ha demandado a alguien a causa de la fibromialgia o algo relacionado? ¿Recuperarse hará peligrar ese litigio? ¿Se centraría más en conseguir una buena suma de dinero del pleito que en su recuperación? Sea brutalmente honesto consigo mismo. El Dr. Sarno y otros que tratan pacientes con dolores crónicos informan que los pacientes que han iniciado un pleito no mejoran. Los pacientes deben invertir mucho esfuerzo en ganar el pleito y necesitan demostrar que "no están bien" para poder ganarlo.

¿Qué hay de la invalidez de la Seguridad Social? ¿Recibe alguna paga ahora? ¿O la ha solicitado con la esperanza de empezar a recibir los cheques? Una vez que esté bien, los cheques no llegarán. Piense en cómo vivirá, cómo se mantendrá a usted y a su familia. Asegúrese de que la atracción por la salud es más fuerte que nada.

Si se pone bien y vuelve a trabajar, ¿volvería a un trabajo que le guste de verdad? No motiva mucho el ponerse bien cuando en un futuro lleno de salud le aguarda la presión de un trabajo o una atmósfera emocional tóxica.

¿Cómo van sus relaciones personales? ¿Están fuertemente basadas en el sufrimiento de la enfermedad? Piense de nuevo en las respuestas. Observe más de cerca cada una de sus relaciones personales: cónyuge, padres, hijos, amigos. ¿Alguno de los amigos o familiares con los que cuenta responden más afectuosamente cuando algo le duele o está cansado? ¿Se muestran más cariñosos cuanto más desvalido y desesperado se siente? ¿Cree que se dedicarán menos a usted cuando se recupere? ¿Deberán aprender cómo vivir con usted en una relación diferente? ¿Querrán hacer el esfuerzo? ¿La persona animada, alegre, despierta y libre del dolor en la que se convertirá, será capaz de relacionarse con ellos de nuevo? ¿Podría perder a alguna de estas personas? ¿Empezarían a esperar más, tal vez demasiado, de usted?

No está solo. Es muy común en los nuevos pacientes tratados de fibromialgia desarrollar nuevos tipos de relaciones con la familia y amigos. Tal vez le interese usar el siguiente Organizador de Relaciones para que le ayude a discernir qué relaciones pueden resentirse cuando se libere de la fibromialgia, a cuáles querría dar una especial atención mientras mejora, y a cuáles querría decir adiós porque surgieron a raíz del dolor, no del placer. Por norma, la gente que le conocía bien antes de que la fibromialgia extendiera sus tentáculos alrededor de usted, es más proclive a recibir bien a la persona de antaño. Pero cuidado con las peligrosas excepciones: la gente que prospera *porque* usted no está prosperando, incluso si dicen tener presente lo mejor para usted.

En un seminario de fibromialgia, una enfermera reveló lo lejos que se podría llegar. Su hermana tenía fibromialgia. Ella misma sufría de un pariente cercano de la fibromialgia: el síndrome de fatiga crónica. Ambas pasaron años de frustrantes visitas a un doctor tras otro, en los que consumieron una tras otra, "milagrosas hierbas" que no eran tales, todo esto mientras buscaban consuelo en un grupo de apoyo local para el dolor crónico.

Finalmente, ambas llegaron a la misma conclusión. Decidieron dar marcha atrás y examinar con detalle sus dolorosas vidas, para probar cualquier cosa que les diese una oportunidad de mejorar. Tras varias semanas de búsqueda interior, se dieron cuenta de que el grupo de apoyo podía ser parte del problema. Llegaron a la conclusión de que éste apoyaba el dolor, no le daba remedio. Se separaron del grupo y perdieron el contacto con la mayoría de sus miembros, con lo que las cosas empezaron a mejorar. Se sentían mejor y encontraron nuevas energías para curarse por sí mismas.

Puede que tenga que tomar alguna decisión difícil para asegurarse de que puede moverse sin impedimentos por el sendero que conduce a la liberación de la fibromialgia.

Organizador de Relaciones:

¿Qué relaciones apoyarán mi liberación de la fibromialgia?

Instrucciones: Empiece por rellenar esta tabla ahora, o durante la Semana Uno (ver Capítulo 10). Use un lápiz, a medida que la vida mejore, ¡podría cambiar de opinión! Además de ayudarle a analizar sus relaciones, estas hojas pretenden ayudarle a superar la indecisión, una condición que obstaculiza a muchos pacientes de fibromialgia. Así pues, deseche las respuestas "tal vez" en la medida de lo posible. Una vez a la semana, retome esta tabla y no trabaje más de diez minutos en eliminar los "tal vez".

SEGUNDO PASO: PROGRAME EL TRATAMIENTO.

Antes de empezar con los tratamientos para mejorar, necesita reservar un tiempo para ello. Asegúrese de que lo considera importante. Primero, comprométase seriamente, no lo deje al azar según avanza. Organícese para hacer todos los deberes que mandamos, todo el trabajo de escribir, pensar y ejercicios similares que hemos creado. Organícese para rellenar todos los formularios cuidadosa y concienzudamente, también para centrarse en las emociones causantes de la fibromialgia. Debido a que los pacientes se sienten a menudo ajetreados, muy estresados, con poco tiempo, es importante programar cada semana de trabajo con la fibromialgia por adelantado. Sólo entonces puede estar seguro de que estas tareas se realicen.

Hemos dividido los deberes en cinco unidades separadas. En el Capítulo 11 hay un programa formal para que lo rellene. Pensamos que cada período tendrá una duración de una semana, pero recuerde que somos flexibles. Si encuentra que una semana de tareas debilita sus energías, alargue la unidad a dos semanas, diez días o lo que mejor le funcione. Pero antes de decidir una organización más liberal, examine detalladamente si su sensación de no tener tiempo es real o sólo una parte de la vieja estrategia para hacer frente a la fibromialgia. Considere cuán acusada es la marca que la fibromialgia (el enemigo real) ha dejado en su rutina normal. ¿Merece menos tiempo de calidad que su demonio?

COLUMNA 1	COLUMNA 2	COLUMNA 3	COLUMNA 4
GENTE CON LA QUE SE RELACIONA REGULARMENTE	NOMBRE DE LA PERSONA	¿ES POSITIVA LA RELACIÓN?	¿LA RELACIÓN EM… ANTES O DESPUÉS … FIBROMIALGIA?
Cónyuge o persona con la que vive	_______________	◯ Sí ◯ No ◯ Tal vez	◯ Antes ◯ D…
Familia (padres, hijos, hermanos)	_______________	◯ Sí ◯ No ◯ Tal vez	◯ Antes ◯ D…
	_______________	◯ Sí ◯ No ◯ Tal vez	◯ Antes ◯ D…
	_______________	◯ Sí ◯ No ◯ Tal vez	◯ Antes ◯ D…
Amigos/ Vecinos	_______________	◯ Sí ◯ No ◯ Tal vez	◯ Antes ◯ D…
	_______________	◯ Sí ◯ No ◯ Tal vez	◯ Antes ◯ D…
Compañeros de trabajo	_______________	◯ Sí ◯ No ◯ Tal vez	◯ Antes ◯ De…
	_______________	◯ Sí ◯ No ◯ Tal vez	◯ Antes ◯ De…
Otros: tenderos, banqueros, analistas (añada más líneas si corresponde)	_______________	◯ Sí ◯ No ◯ Tal vez	◯ Antes ◯ De…
	_______________	◯ Sí ◯ No ◯ Tal vez	◯ Antes ◯ De…

COLUMNA 5	COLUMNA 6	COLUMNA 7	COLUMNA 8
...BREVIVIR ESTA ...N A MI ...N?	¿ME VA BIEN EL RESULTADO DE LA COLUMNA 5?	ANOTACIONES PARA MEJORAR O ELIMINAR ESTA RELACIÓN	¿HE MEJORADO ESTA RELACIÓN?
○ No ○ ...al vez	○ Sí ○ No ○ Tal vez	___________	○ Sí ○ No ○ Tal vez
○ No ○ ...al vez	○ Sí ○ No ○ Tal vez	___________	○ Sí ○ No ○ Tal vez
○ No ○ ...al vez	○ Sí ○ No ○ Tal vez	___________	○ Sí ○ No ○ Tal vez
○ No ○ ...al vez	○ Sí ○ No ○ Tal vez	___________	○ Sí ○ No ○ Tal vez
○ No ○ ...al vez	○ Sí ○ No ○ Tal vez	___________	○ Sí ○ No ○ Tal vez
○ No ○ ...al vez	○ Sí ○ No ○ Tal vez	___________	○ Sí ○ No ○ Tal vez
○ No ○ ...al vez	○ Sí ○ No ○ Tal vez	___________	○ Sí ○ No ○ Tal vez
○ No ○ ...al vez	○ Sí ○ No ○ Tal vez	___________	○ Sí ○ No ○ Tal vez
○ No ○ ...al vez	○ Sí ○ No ○ Tal vez	___________	○ Sí ○ No ○ Tal vez
○ No ○ ...al vez	○ Sí ○ No ○ Tal vez	___________	○ Sí ○ No ○ Tal vez

Por ahora, no prepare más de dos semanas por unidad de tratamiento, y organícese para trabajar a este ritmo sólo una vez que se haya tomado un día de meditación sobre sus prioridades. Alargar el trabajo dos semanas o más podría no tener resultados en la intensidad del tratamiento que elimina la fibromialgia de nuestro cuerpo. No se preocupe por no ser capaz de finalizar el trabajo programado ahora. Luego le ayudaremos a calcular qué hacer en caso de que se convierta en realidad.

TERCER PASO: PRIMERO, LEA TODO EL LIBRO.

Antes de empezar cualquier ejercicio del Capítulo 10, primero lea el libro entero. Lea y disfrute de las historias que han tenido éxito. Puede aprender de ellas y adaptar los métodos de otros a sus propias necesidades.

Absorba el mensaje global. Empiece a pensar en el proceso que le ocupará las próximas semanas. Céntrese en el final, en donde ya estará libre de la fibromialgia. Pero estudie los pasos, consejos y elementos de ayuda a lo largo del camino que le guiarán hasta la libertad. Dese cuenta de que todos los ejercicios existen para reforzar la comprensión y aceptación de que *las emociones inconscientes son las causantes de los síntomas*. Estamos, como dice el Dr. Sarno, ayudándole a encontrar esas emociones en la puerta del inconsciente. ¡Estará castigando a su sistema físico-mental por distraerle con síntomas físicos!

Cuando la Dra. Selfridge enseñó a Franklynn el libro del Dr. Sarno, y le explicó que ella había sido capaz de adaptar sus técnicas para tratar la fibromialgia, Franklynn tuvo que leer el libro dos veces antes de entenderlo por completo. Sentía que estaba luchando contra una fibroniebla importante en ese momento. Sugerimos que si no entiende completamente el proceso cuerpo-mente, causante de sus síntomas, se pare a leer el libro del Dr. Sarno antes de empezar con cualquier ejercicio. También le pedimos que lea de nuevo este libro por completo. Sea paciente con nosotros.

CUARTO PASO: COMENTE LA ORGANIZACIÓN DE SU PROGRAMA CON LA FAMILIA Y LOS AMIGOS.

Para tener éxito en la recuperación, es importante que centre una gran parte de su energía, durante al menos cinco semanas, en curarse activamente. Debido a su sensibilidad y al típico sentimiento de los pacientes de fibromialgia de que todo nos sobrepasa, requerirá soledad en las sesiones de curación. Si tiene compromisos con gente que pudiese inmiscuirse en su soledad, hable de sus planes con ellos. Comparta su programa con ellos. Dígales lo importante que es esto para usted. Pídales apoyo, amor, amistad, cooperación y comprensión. Si se la dan de buen grado, ¡genial! Ya lleva ganado algo a otros que tuvieron que luchar por su espacio. Asegúrese de que los que quieren cooperar, realmente se comprometen con sus buenas intenciones, y organícese para recordárselo si lo olvidan.

Ahora mismo no puede ser Doña Simpática o Don Simpático. Necesita tiempo, espacio y concentración. Son esenciales. Dígale a su familia y amigos tan llana y directamente como pueda que cuenta con ellos, que su recuperación depende de la aceptación de su programa.

Si a pesar de todo, sus relaciones personales aún se entrometen, afróntelo inmediatamente. Intente imaginar y solucionar lo que está mal, lo que le impide conseguir el tiempo de rehabilitación que necesita. Párese a pensar de nuevo si (y cómo) esas acciones de los otros podrían estar motivando las emociones que alimentan la fibromialgia. ¿Traicionan las acciones al miedo de ser incapaces de relacionarse y remitirse a un ser mejor, más fuerte? Anime su confianza con una relación continuada, recordándoles su objetivo.

No obstante, afronte firmemente cada intrusión para que no acontezca de nuevo.

Simplifique su vida tanto como necesite. Su familia y amigos podrían protestar, pero ninguno de ellos puede conocer el grado de simplificación que necesita ahora y tal vez para siempre.

Betsy encontró la simplificación que más necesitaba para que su tratamiento funcionase. "Siempre me entristezco cuando friego los platos, ¡pero nunca antes pensé en utilizar platos de plástico! Ahora sí, incluso sabiendo que es malo para el medio ambiente. Imaginé que en diez años, podría haber desechado la cantidad equivalente a un árbol": Betsy tomó la idea de los platos de plástico de uno de los inspiradores libros de autoayuda que compra, le prestan, y lee a docenas, intentando poner notas positivas en su vida. Mantenga los ojos bien abiertos para buscar modos de simplificar sus necesidades.

Si fuese necesario arréglelo todo para trasladar sus sesiones a un lugar donde no pueda ser molestado. Vaya a casa de padres, amigos o parientes. Vaya a un campamento. A un hotel. A una biblioteca. Vaya a donde tenga que ir para prestar atención completa al programa, dos sesiones por día, un mínimo de cinco semanas.

La comunidad religiosa tiene, a menudo, recursos para ayudar a encontrar un sitio tranquilo. También revise los recursos que puedan estar disponibles en los grupos de apoyo de fibromialgia, artritis, u organizaciones de mujeres. Pregunte en los departamentos de mujeres, educación u hospitales, si le pueden recomendar un lugar tranquilo.

Janelle tuvo fibromialgia durante once años antes de que se le diagnosticase correctamente. Harold, su marido, ridiculizó el diagnóstico. La animó a que siguiese el tratamiento de pastillas y ejercicio recomendado por los médicos tradicionales. Cuando Janelle se enteró de que la Dra. Selfridge había programado una charla en un cercano grupo de apoyo un par de semanas después, le pidió a Harold que la acompañase. Allí, justo después de que la Dra. Selfridge explicase su técnica mente-cuerpo, recalcando la importancia que tiene en cualquier tratamiento exitoso un cambio en el pensamiento, Harold comentó a Janelle, "¿ves?" en tono de superioridad. "Sólo tienes que cambiar tu actitud". Janelle se dio cuenta de repente de que parte de su problema a la hora de enfrentar la fibromialgia se encontraba en décadas de vivencias de una relación que no le daba placer alguno, sólo dolores. Seguramente, tras su separación de Harold, su mente se liberó para vencer la fibromialgia.

Esperamos que no crea que somos injustamente quisquillosos con los miembros de la familia. Pero la verdad es que los miembros de la familia contribuyen a las emociones que generan los síntomas de fibromialgia. Necesitará determinar si ellos o sus acciones son generadores químicos de fibromialgia. Si es así, debe pedirles que le ayuden, o poner un poco de distancia entre ellos y usted para minimizar los agravios emocionales y distracciones que le puedan causar. Hable con ellos de lo que ha aprendido sobre causa y tratamiento. Explique lo que sabe sobre cómo se desencadena la fibromialgia. Cuando entiendan cómo las sustancias químicas generadas por las emociones crean dolor y otros síntomas, desearán ser capaces de ayudar para que se pueda centrar en esas emociones. Al saber que están de su lado, se acelerará el éxito.

QUINTO PASO: DÉ UN NOMBRE A SUS SÍNTOMAS.

Una vez tomada la decisión de ponerse bien, dé un nombre a su fibromialgia, para así poder llamarla y enfrentarse a ella. Hágalo describiéndola gráficamente con sus propias palabras. Asegúrese de que el nombre representa una vívida imagen en su mente.

La Dra. Selfridge piensa en su fibromialgia como un niño que tiene un berrinche y que requiere atención del modo equivocado. Las madres y los padres pueden remitirse a esa imagen fácilmente. Franklynn lo llama su demonio. Cynthia lo ve como una roca oscura (luego le diremos qué hace con esa roca)

¿Por qué elegir un nombre que pueda visualizar? Tras alcanzar la liberación de la fibromialgia, puede sufrir un pequeño revés, tal vez causado por una lesión o por cargas excepcionales de estrés. Tener un nombre con el que rápidamente conjurarla le ayudará a mirar atrás y recordar lo malo que solía ser. El mirar atrás a una personificación gráfica de su vieja enfermedad hace que el demonio, el niño caprichoso, o como quiera que lo llame, se vaya de su vida de nuevo, con mayor rapidez y facilidad.

Ahora que tiene un nombre para la fibromialgia, escríbalo en la parte superior de la tabla del Registro Histórico de mis Hitos Clave en el Capítulo 8 y en la cubierta interior del diario que llevará.

SEXTO PASO: ENCUENTRE UN "FIBROLUGAR" QUE INDIQUE LOS PROBLEMAS.

Créaselo. Puede sanar. Mientras que no sabemos si nuestras técnicas corrigen la bioquímica o las señales erróneas del sistema nervioso causantes de la fibromialgia, lo que los ejercicios parecen hacer, a largo plazo, de un modo médicamente correcto, es forzar al cerebro a que deje de enviar dolor, aletargamiento, y el resto de horribles síntomas al resto del cuerpo.

Los ejercicios por los que le guiaremos le ayudarán a estructurar el modo en el cual le perjudica la ira y otras emociones negativas. Recuerde, las emociones que causan la fibromialgia son inconscientes y tienden a ser siempre así. Es su búsqueda intencionada y la aceptación de que son la fuente del dolor, lo que parece interrumpir el proceso bioquímico que genera los síntomas.

Pero algunos reveses eventuales son parte del proceso y debemos aprender a reconocerlos también. Así, una vez haya completado el programa, es importante que se mantenga alerta y atento a las señales que su cuerpo está reuniendo para otro ataque. Generalmente, se muestran en forma de dolores sutiles. Más a menudo estos dolores emergen en un "fibrolugar", un sitio preferido en el cuerpo. Considérelo una advertencia. Cuando la alarma del "fibrolugar" se dispare, no se centre en el dolor, sino asegúrese de que el cerebro es el que realmente genera el dolor. ¿Algo ha motivado su enfado? ¿Algo por resolver? ¿Se acumulaban sus viejos enfados para generar fibromialgia? Cuando esté libre de todo síntoma, sabrá cómo tratar una emoción perjudicial. Hágalo en ese mismo momento, antes de que se almacene o se una a otras emociones iguales. Piense en esta señal como en una oportunidad para buscar cualquier atisbo de ira, rabia, vergüenza, tristeza o cualquier emoción sumergida. Cuando suene la alarma, desentierre esa emoción y trátela directamente. Tan solo diga a su cerebro: "oye, ya no me engañas. Sé que intentas convertir emociones escondidas en fibromialgia". Esa sola confrontación funciona habitualmente de maravilla.

No espere saber ya cómo tratar con el dolor que sentirá en el futuro. Puede que no sea capaz de identificar las señales de problemas hasta que esté completamente liberado de la fibromialgia. Sólo queremos que lo sepa ahora para que pueda ver lo que le espera al final del viaje.

El "fibrolugar" de Franklynn está en su bíceps izquierdo. Puede estar en el gimnasio, haciendo bicicleta o diferentes ejercicios, cuando de repente siente esa señal especial de advertencia en medio de su bíceps izquierdo. Debido a la experiencia, sabe que puede vencer a su demonio y sigue con el ejercicio durante un rato, al mismo tiempo que busca la causa. Cuando el demonio ataca en el tiempo del aeróbic, se debe, por ejemplo, a que su amigo no se dio la suficiente prisa cuando salían de casa media hora antes. Reconoce que esta frustración pudiera ser un motivo para la profunda rabia que genera sus síntomas de fibromialgia. Y el hacer esa conexión mental es suficiente para provocar un cortocircuito en sus circuitos cerebrales conductores de fibromialgia. Una vez derrotado, el dolor se retira a marchas forzadas.

Recientemente, Franklynn estaba dando una charla ante cientos de personas en Cincinnati cuando sus bíceps le alertaron. Inmediatamente supo por qué ocurría. Había olvidado traer el mando a distancia para su pantalla digital y se enfadó consigo mismo por no ser más organizado. También sabía qué hacer en este caso: nada, ya que la conexión entre el problema técnico y su ira había solucionado el problema. En cuatro o cinco segundos su mente estaba al 100% en la charla; no le había dado ni una oportunidad a su fibromialgia.

Muy raramente el dolor se desplaza más allá de los bíceps de Franklynn. Pero puede ocurrir. Las alarmas también se pueden disparar en cualquier lado, en cualquier momento.

Dese cuenta de que la ira en la charla de Cincinnati no era *externa*: No se produjo por la interacción con ninguna persona. Pero aunque estuviese enfadado consigo mismo, con la agenda tan ocupada que había aceptado, o con los organizadores que le hicieron dar la charla en un horario demasiado temprano, lo menos importante era la fuente real de la ira. Cuando sintió la aparición del dolor en el "fibrolugar", sabía que el dolor (y muchos de sus síntomas) se había estado preparando en lo más profundo de su cerebro. Y sabía, tras un año de experiencia de liberación de la fibromialgia, que todo lo que debía hacer era recordar a su cerebro que había experimentado ira. Al dar este paso, su cerebro retrocedió en el intento, y la fibromialgia con él. Como los conjuros pronunciados por chamanes en muchas sociedades, el conocimiento de su demonio había funcionado, lo cual parecía magia.

Puede que desee mantenerse ojo avizor con respecto a las iras que causa usted mismo. La mayoría de los pacientes de fibromialgia tienden a ser perfeccionistas, o lo que el Dr. Sarno llama "buenazos" (necesitan hacer lo correcto para otras personas, con tendencia a sentirse incómodos cuando hacen lo correcto para ellos). Estas dos personalidades (a menudo en una sola persona) pueden ser precursoras de la fibromialgia y de otras experiencias de dolor crónico. Nadie puede ir por la vida de perfecto todo el tiempo, y es humano desear que otros hagan tanto por usted como usted por ellos. Un arrebato de perfeccionismo o bondad podría resultar en la aparición de un fibrolugar. ¡Manténgase alerta!

Betsy tiene un gran "fibrolugar" en el medio de la espalda. Es tan real que su acupuntor incluso lo encontró. Sin saber nada de la técnica del Dr. Sarno, dijo, "aquí hay mucha ira". Betsy se dio cuenta de que mantiene la respiración cuando ese dolor de fibromialgia se acerca sigilosamente a ella. Descubrió que podía combatirlo sólo con reconocer su ubicación y respirando luego profundamente varias veces.

La Dra. Selfridge no tiene un solo "fibrolugar". Presta atención a cada dolor en cualquier rincón. Así un día se equivocó. Le empezó a doler mientras conducía hacia el trabajo, y se dijo: "me pregunto qué gran, mala y horripilante emoción es tan increíblemente importante ahora como para distraerme con este dolor". Y aunque lo creyó intensamente, no pudo encontrar ira, culpa, o vergüenza en su vida (ni con sus hijos, ni con los estúpidos conductores de la carretera, ni siquiera con ella misma) La técnica raramente trae a la superficie cualquier fuente reprimida de ira. Sin embargo, sólo centrándose en la mente ahuyenta el dolor habitualmente.

Pero aquel día fue peor cuando llegó al trabajo, y no podía entender el porqué. Estaba desesperada, porque era la primera vez que sus recursos curativos le fallaban. Y el malestar crecía incesantemente. Muy poco después estaba acostada en el suelo de su oficina, con un dolor agonizante. Al final, entró su ayudante y sugirió que el dolor podría venir únicamente de su cuerpo. Le hicieron algunos análisis, y con total seguridad, se encontró una causa estrictamente física. Más tarde aquella misma mañana, Nancy expulsó una piedra del riñón.

Es una lección importante. Parte de la liberación de la fibromialgia pasa por descubrir que de vez en cuando tendrá dolores y achaques corporales. Los reconocerá como los únicos que no responden a las técnicas que aniquilan la fibromialgia. Sentirá la alegría de envejecer con salud, pero estará sujeto a los problemas físicos ocasionales que pueden darse en cualquier persona mayor. De alguna manera, esto es alentador. Las técnicas para combatir la fibromialgia sólo funcionarán con el dolor basado en procesos mentales. No malinterpretará el dolor causado por enfermedades orgánicas, como un tumor, porque el dolor corporal puro no remitirá.

SÉPTIMO PASO: NO CAMBIE DEMASIADO RÁPIDAMENTE.

¿Le entusiasma la idea de botar su barco hacia una orilla donde en sólo unas semanas esté en tierra libre de dolor, fatiga y todos esos síntomas deshumanizantes? No se emocione tanto como para dejar los medicamentos e ignorar la rutina normal. Podría ser una dificultad añadida a la tarea de alcanzar este gran cambio de vida. En este nivel básico, probablemente no tenga ni idea de qué medicación le ayudaba con tal afección, ni cuál necesita o quiere su cuerpo (y su cerebro) de verdad. Deshacerse de ellas prematuramente le complicará la vida sin necesidad, y puede incluso retrasar el alcance de la liberación de la fibromialgia. Hacerlo sin el visto bueno de un médico podría ser perjudicial, así que nunca deje de tomar cualquier medicación sin consultar primero a un doctor. Hay multitud de ocasiones para dejarla una vez que haya logrado liberarse de la fibromialgia y haya conseguido la autorización de su médico.

Por ahora, también, cíñase al plan que le ha hecho su vida llevadera. No se agobie por querer hacer más cosas de las que pueda, incluso en los ratos de ocio. Hay mucho tiempo para incluir actividades placenteras en su vida. Pase las próximas cinco semanas convenciendo a su cuerpo y a su mente de quién manda. Vuelva a aprender lo que es ser el jefe.

OCTAVO PASO: PLANIFIQUE PARA CUANDO ESTÉ RECUPERADO.

Aquí va nuestra prescripción para conseguir lo que se nos viene encima con el humor adecuado: planifique lo que va a hacer con algunas de las muchas horas felices que tendrá en unas pocas semanas. Tras años de aplazamientos, la Dra. Selfridge reunió suficiente energía para vender su vieja casa y mudarse con su familia al centro, para no tener que depender del coche cada día. Tras años de indecisión, Franklynn (un auténtico manitas hasta que el dolor de la fibromialgia pudo con él) diseñó y construyó una habitación en un viejo porche trasero. A Cynthia le encantaba correr antes de que la fibromialgia la tumbara. Después de que la Dra. Selfridge la examinase, predijo "correrás de nuevo en un mes". Y con toda seguridad, Cynthia se sintió "en la cima del mundo" cuando se calzó sus zapatillas y corrió, y corrió.

En la Semana Uno, se le pedirá que rellene el formulario de abajo (*Mi pasado, presente y futuro sin fibromialgia*) Le ayudará plasmar su plan sobre el papel, pero échele un vistazo ahora para empezar a pensar en valoraciones cualitativas de su vida. No tenga miedo de pensar a lo grande. Puede hacer lo que se proponga.

NOVENO PASO: ¡A POR ELLO!

Mi pasado, presente y futuro sin fibromialgia.

Hay cuatro partes y las encontrará predeterminadas para usarlas en diferentes momentos de la Semana Uno. No rellene las cuatro partes en la misma sesión. Cíñase a nuestro programa. Una vez acabadas las tres primeras partes, nuestro programa le remitirá a la cuarta parte y recopilará los resultados. Le explicaremos qué hacer con esos resultados en capítulos posteriores para no influir sobre sus respuestas ahora.

1 - Use tinta. No cambie sus respuestas.

2 - No compare las respuestas de las tres primeras partes de este formulario hasta que se le indique.

3 - Hay un nuevo grupo de instrucciones tras la parte C.

VALORACIÓN DE SU VIDA ANTES DE LA FIBROMIALGIA

Responda del 1 al 10 (10 = máximo, lo mejor)

1 - Mi grado de satisfacción en conjunto con el último trabajo importante que tuve antes de tener fibromialgia.

2 - Cómo evalúo *mi nivel de preparación* para hacer el trabajo antes de tener fibromialgia.

3 - Cómo evalúo *realmente mi ejecución* del trabajo antes de tener fibromialgia.

4 - ¿Me satisfacía el salario de ese trabajo?

5 - Mis expectativas de ascender en ese trabajo eran:

6 - ¿Me importaba mucho cumplir con mis obligaciones familiares antes de tener fibromialgia?

7 - ¿Cómo valoro el grado en que cumplía con mis obligaciones familiares antes de tener fibromialgia?

8 - Las satisfacciones que *esperaba* de mi familia antes de tener fibromialgia.

9 - Las satisfacciones que *obtenía* de mi familia antes de tener fibromialgia.

10 - El grado de dolor que *esperaba* de mi familia (0 = máximo) antes de tener fibromialgia.

11 - El grado de dolor que recibí de mi familia (0 = máximo) antes de tener fibromialgia.

12 - La diversión que *esperaba* experimentar en mis/nuestras últimas vacaciones antes de tener fibromialgia.

13 - La diversión que *experimentó finalmente* en mis/nuestras últimas vacaciones antes de tener fibromialgia.

14 - El grado de satisfacción que *esperaba* de mis / nuestras últimas vacaciones antes de tener fibromialgia.

VALORACIÓN DE SU VIDA ANTES DE LA FIBROMIALGIA

Responda del 1 al 10 (10 = máximo, lo mejor)

15 - El grado de satisfacción que obtuve de mis/nuestras últimas vacaciones antes de tener fibromialgia.

16 - La diversión que *esperaba* experimentar en mis/nuestras siguientes vacaciones antes de tener fibromialgia.

17 - Antes de la fibromialgia, el número aproximado de días en que pensaba en las vacaciones.

18 - El número aproximado de semanas tras las vacaciones en que la fibromialgia se estableció en mí.

19 - Mi nivel de energía antes de tener fibromialgia.

20 - En general, graduaría el nivel de energía de una persona media en:

21 - En general, calificaría el nivel de satisfacción con mi vida antes de tener fibromialgia:

22 - En general, calificaría el nivel de satisfacción de la persona media con su vida en:

23 - En general, antes de tener fibromialgia, mi nivel de dolor y decepción de la vida eran (0 = alto, 10 = bajo).

24 - En general, calificaría el grado de dolor y decepción en la vida de una persona media en   (0 = alto, 10 = bajo).

VALORACIÓN DE SU VIDA EN ESTE MOMENTO

Responda del 1 al 10 (10 = máximo, lo mejor)

1 - Mi nivel de satisfacción, en general, con cualquier trabajo que tenga (si no tiene trabajo pero quiere uno, marque 0). _________________

2 - Cómo evalúo *mi capacidad para realizar* ese trabajo (si no tiene trabajo pero quiere uno, marque 0). _________________

3 - Cómo evalúo *mi ejecución real de* ese trabajo (si no tiene trabajo pero quiere uno, marque 0). _________________

4 - ¿Es satisfactorio el salario que obtengo de ese trabajo? (si no tiene trabajo pero quiere uno, marque 0). _________________

5 - Mis expectativas de ascenso en ese trabajo son: (si no tiene trabajo pero quiere uno, marque 0). _________________

6 - ¿Cuánto me importa cumplir con las obligaciones familiares en este momento? _________________

7 - ¿Cómo califico el grado en que cumplo con mis obligaciones familiares? _________________

8 - La cantidad de satisfacción que *espero* obtener de mi familia. _________________

9 - La cantidad de satisfacción que *obtengo* de mi familia en este momento. _________________

10 - La cantidad de dolor que *espero* obtener de mi familia en este momento (0 = máximo). _________________

11 - La cantidad de dolor que *realmente obtengo* en este momento de mi familia (0 = máximo). _________________

12 - La diversión que *esperaba* experimentar en mis/nuestras últimas vacaciones. _________________

13 - La diversión que *finalmente experimenté* en mis/nuestras últimas vacaciones. _________________

14 - El grado de satisfacción que *esperaba* de mis/nuestras últimas vacaciones. _________________

VALORACIÓN DE SU VIDA EN ESTE MOMENTO

Responda del 1 al 10 (10 = máximo, lo mejor)

15 - El grado de satisfacción que *finalmente obtuve* de mis/nuestras últimas vacaciones.

    ____

16 - La diversión que *espero* experimentar en mis/nuestras próximas vacaciones.

    ____

17 - El número aproximado de días desde que pensé por última vez en las vacaciones.

    ____

18 - El número aproximado de semanas desde mis/nuestras últimas vacaciones.

    ____

19 - Mi nivel actual de energía es:

    ____

20 - En general, calificaría el nivel de energía de una persona media en:

    ____

21 - En general, calificaría mi satisfacción con la vida en:

    ____

22 - En general, calificaría el nivel de satisfacción con la vida de una persona media en:

    ____

23 - En general, calificaría el dolor y la decepción en mi vida en (0 = alto, 10 = bajo).

    ____

24 - En general, calificaría el dolor y la decepción en la vida de una persona media en (0= alto, 10 = bajo).

    ____

VALORACIÓN DE COMO DEBERÍA SER SU VIDA TRAS LA FIBROMIALGIA

Responda del 1 al 10 (10 = máximo, lo mejor)

1 – Nombre el trabajo que más le gustaría encontrar (con auténticas posibilidades de conseguirlo) tras la fibromialgia. ___________________

Cuando esté sano, mi nivel de satisfacción global con ese trabajo, debiera ser: ___________________

2 - Cómo evalúo *mi capacidad* para desempeñar ese trabajo. ___________________

3 - Cómo evalúo *la ejecución real* que espero hacer de ese trabajo. ___________________

4 - ¿Cómo de satisfactorio sería el salario? ___________________

5 - Mis expectativas de ascender en ese trabajo serían de: ___________________

6 - ¿Me importará cumplir con las obligaciones familiares? ___________________

7 - ¿Cómo evalúo el grado en que cumpliré con mis obligaciones familiares tras la fibromialgia? ___________________

8 - El nivel de satisfacción que *me gustaría* obtener de mi familia. ___________________

9 - El nivel de satisfacción que *espero* obtener de mi familia tras la fibromialgia. ___________________

10 - El grado de dolor que *quisiera* obtener de mi familia tras la fibromialgia (0 = máximo). ___________________

11 - El grado de dolor que *espero* obtener de mi familia tras la fibromialgia (0 = máximo). ___________________

12 - La diversión que *me gustaría tener* en mis/nuestras próximas vacaciones. ___________________

13 - La diversión que *realmente espero* obtener en mis/nuestras vacaciones. ___________________

VALORACIÓN DE COMO DEBERÍA SER SU VIDA TRAS LA FIBROMIALGIA

Responda del 1 al 10 (10 = máximo, lo mejor)

14 - El grado de satisfacción que *me gustaría obtener* de mis/nuestras próximas vacaciones.

15 - El grado de satisfacción que *realmente* esperaba *obtener* de mis/nuestras últimas vacaciones.

16 - Pase.

17 - El número aproximado de semanas desde mis/nuestras últimas vacaciones.

18 - El número aproximado de días desde que pensé por última vez en las vacaciones.

19 - Espero que mi nivel de energías tras la fibromialgia sea de:

20 - En general, calificaría el nivel de energía de una persona media en:

21 - En general, espero que mi nivel de satisfacción con la vida tras la fibromialgia, sea de:

22 - En general, calificaría el nivel de satisfacción de una persona media en:

23 - En general, espero que el grado de dolor y decepción en mi vida tras la fibromialgia sea de (0 = alto, 10 = bajo).

24 - En general, calificaría el dolor y la decepción de una persona media en (0 = alto, 10 = bajo).

VALORACIÓN DE LA VIDAD CON Y SIN FIBROMIALGIA

Traslade las respuestas de las partes A, B y C a las columnas 2, 3 y 4.

Después consulte las instrucciones al final de este formulario.

Valoración de la vida con o sin fibromialgia	Antes de la fibromialgia (parte A)	Ahora (parte B)	Después de la fibromialgia (parte C)	Columna 4 menos columna 3		Seguimiento tras la liberación de la fibromialgia
COLUMNA 1	COLUMNA 2	COLUMNA 3	COLUMNA 4	COLUMNA 5A	COLUMNA 5B	COLUMNA 6
1 – Satisfacción del trabajo en general						
2 – Ejecución potencial del trabajo						
3 – Desarrollo real del trabajo						
4 – Satisfacción salarial						
5 – Expectativas de ascenso						
6 – Importancia de las obligaciones familiares						
7 – Cumplimiento de las obligaciones familiares						
8 – Satisfacciones *que espera* de la familia						
9 – Satisfacciones obtenidas de la familia						
10 – Dolor *esperado* de la familia						

(sigue)

VALORACIÓN DE LA VIDAD CON Y SIN FIBROMIALGIA

Traslade las respuestas de las partes A, B y C a las columnas 2, 3 y 4.

Después consulte las instrucciones al final de este formulario.

Valoración de la vida con o sin fibromialgia	Antes de la fibromialgia (parte A)	Ahora (parte B)	Después de la fibromialgia (parte C)	Columna 4 menos columna 3		Seguimiento tras la liberación de la fibromialgia
COLUMNA 1	COLUMNA 2	COLUMNA 3	COLUMNA 4	COLUMNA 5A	COLUMNA 5B	COLUMNA 6
11 – Dolor *obtenido* de la familia						
12 – Diversión *esperada* de las vacaciones						
13 – Diversión *obtenida* de las vacaciones						
14 – Satisfacción *esperada* de las vacaciones						
15 – Satisfacción *obtenida* de las vacaciones						
16 – Pensamientos positivos y vacaciones						
17 – Placer buscado						
18 – Espacio para la diversión en su vida						
19 – Nivel de energía						

Valoración de la vida con o sin fibromialgia	Antes de la fibromialgia (parte A)	Ahora (parte B)	Después de la fibromialgia (parte C)	Columna 4 menos columna 3		Seguimiento tras la liberación de la fibromialgia
COLUMNA 1	COLUMNA 2	COLUMNA 3	COLUMNA 4	COLUMNA 5A	COLUMNA 5B	COLUMNA 6
20 – Nivel de energía esperado en la vida						
21 – Satisfacción general en la vida						
22 – Satisfacción esperada de la vida						
23 – Dolor general visto en la vida						
24 – Dolores esperados en la vida						
25 – Ejemplo 1	5	3	7	+4		
26 – Ejemplo 2	6	4	3	-1	+2	

OTRAS COSAS QUE HACER CON EL FORMULARIO 2D: VALORACIÓN DE SU VIDA CON Y SIN FIBROMIALGIA.

En todas las filas, excepto la 17 y 13, reste los resultados de la columna 3 de los de la columna 4. Introduzca los resultados (con su signo + o -) en la columna 5 A.

En las filas 17 y 18, cambie el procedimiento, reste los resultados de la columna 4 de los de la columna 3.

Vuelva a cualquier número con el signo de menos (-) en la columna 5. En cada una de esas filas, reste el resultado de la columna 3 del de la columna 2. Introdúzcalo en la columna 5B.

Ponga en un círculo cualquier resultado de las columnas 5A y 5B que tengan signos negativos (-)

(sigue)

Este no pretende ser un test de salud psicológica, sino que da importancia a que pase tiempo examinando qué es lo que sucede en esas áreas de su vida donde parece obtener mejores resultados mientras sufre de fibromialgia, que antes de tenerla, y mejores aún que los que espera conseguir una vez se recupere de ella. (Esta es la tónica general de los elementos que terminan con al menos un signo negativo tras ellos). Mientras empieza a trabajar en la obvia y oculta ira, angustia o vergüenza en su vida (para no darles la oportunidad de generar los venenos de la fibromialgia) estos temas remarcados con un círculo deberían ser áreas productivas a examinar como posibles causas o efectos de sus emociones fuertes. Si durante cualquier jornada de meditación en las próximas cinco semanas, no sabe por dónde comenzar, céntrese en una de esas áreas de su vida. Creemos que con el tiempo desarrollará el hábito de buscar primero las causas emocionales subyacentes cuando sufra de cualquier síntoma de fibromialgia. Ahora le pedimos que lo practique como si hiciese un inventario emocional.

En un tono más alegre, pase a la columna 5A de nuevo y ubique las cinco filas con los mayores números positivos. Escriba en grande y negrita una exclamación feliz tras esas cinco. Piense en ellas como sus más altas metas. O bien la fibromialgia le ha robado el placer de esas cosas, o bien el pensamiento de afrontarlas tras exorcizar su enfermedad resulta muy placentero. Cuando necesite encontrar algo positivo de la vida que le dé esperanzas, estas cinco metas serán buenas candidatas.

Deje la columna 6 en blanco por ahora. Algún día después de haber conseguido liberarse de la fibromialgia, vuelva a ella y rellénela. La vida puede ser como unas pequeñas vacaciones cada día.

SIMPLIFIQUE:

HAGA UN HUECO PARA SU RECUPERACIÓN

Hay un motivo para que libros con títulos como *Simple Ahundancia*, o revistas como *Realmente Simple* sean tan populares. La gente se da cuenta de que la vida les desborda: demasiado dolor, distracciones, posesiones u obligaciones. Muchos de nosotros queremos reducir, cortar por lo sano, o eliminar todo salvo lo esencial en la vida. Muchas personas podrían usar la simplificación, pero para la gente con fibromialgia, esto se convierte en una necesidad auténtica. El estrés de una vida ajetreada motiva nuestra enfermedad. Con nuestro sistema nervioso más sensible que el del resto de las personas, parece obvio explorar cómo podemos limitar la recepción sensorial. Sólo con eso sentiremos reducir nuestra sobrecarga en el sistema.

Para ayudarle a que se libre de algunos caóticos aspectos de su vida, mire primero qué actividades puede simplificar. Conviértase en su propio experto en eficiencia.

¿Cómo sabemos que ha estado viviendo en el caos absoluto? Tiene fibromialgia, ¿verdad? Si la vida ya es caótica sin fibromialgia, cuánto más lo será con ella. Su sistema nervioso sensitivo puede transformar los golpes normales de la vida en las más altas montañas a escalar.

Si ha estado haciendo frente a la fibromialgia y manteniendo una vida lo más normal posible a la vez, se puede llegar a convencer de que esta confusión es lo más normal. Muchos problemas de nuestros pacientes vienen de las complicaciones diarias que asumen como normales. Debería rebobinar y pensar concienzuda y objetivamente cuáles son los roles o actitudes (suyos o de otras personas) que se han convertido en pesadas rocas. Estas interacciones o actitudes tan particulares podrían ser los motivos principales de la ira, la angustia o la vergüenza que alimentan su fibromialgia.

Para recuperarse, debe desaprender este mecanismo de defensa. Cuesta cambiarlo todo tan rápido, pero es fácil cambiar las cosas de una en una, como haremos durante el tratamiento. Inténtelo. Por cada porción de emoción perjudicial de la que se libere, ¡también se desprenderá de parte del dolor!

Simplificar su vida puede ser más fácil de lo que cree. Betsy dijo a su grupo de apoyo: "el mundo se movía muy deprisa. Y yo, decidí aminorar la marcha, ahora no llevo ni reloj".

Muchos pacientes de fibromialgia tienden a ser como Betsy. Han pasado sus vidas persiguiendo implacablemente algún objetivo que siempre estaba fuera de su alcance.

Si se acercan a esa meta, ponen sus objetivos aún más altos o sacrifican sus necesidades por las de otras personas. Estos planteamientos generan mucha ira, un detonante de los síntomas de fibromialgia.

Usted no inventó estos modos de vida tan contraproducentes, los aprendió. Tiende a crearse más necesidades, y se siente obligado a responder. Seguramente nadie le ha explicado específicamente cómo cuidar de usted mismo, cómo recargar las pilas. Queremos enseñarle cómo hacerlo. Queremos que pueda decir, al igual que Betsy, "estoy cambiando, y me gusta en lo que me estoy convirtiendo" Cuando acabe el proceso, se hallará en el camino directo hacia el bienestar. Así pues, esfuércese en cambiar esa mentalidad contraproducente, centrándose en simplificar su vida.

Para empezar, busque y elimine sólo una cosa que:

- No necesite.
- No disfrute.
- No echará de menos.
- Crea que le puede estar haciendo mal.

Sea realista. Examine su vida meticulosa y desapasionadamente, no como la persona que lo está viviendo sino como un especialista al que se le paga, una eminencia en su campo. Ahí van las preguntas que debería hacerse:

- ¿Realmente necesita pasar tanto tiempo cocinando cada noche? ¿Vale la pena el esfuerzo?

- ¿Realmente necesita cocinar algo *cada* noche? ¿Es por gusto? ¿Un trabajo? ¿Una broma? ¿Un mal hábito?

- ¿Tiene que fregar los platos antes de acostarse, o es su madre diciéndole que lo haga? ¿Es el más capacitado para la tarea de fregar los platos? ¿Puede hacerlo alguien más? Tal vez necesite a alguien que comparta la carga.

- ¿Se le caería el mundo a los pies o se desmoronaría su familia si contratara a alguien para limpiar la casa una vez a la semana o cada dos semanas? Las asistentas cobran por limpiar el desorden, así que no crea que tendrá que correr de un lado para otro arreglando todo por adelantado. Dese cuenta de que esa es la clase de pensamiento autodestructivo que tenemos los perfeccionistas.

- ¿Vale la pena ahorrar 12? por atravesar en coche toda la ciudad y pasar un par de horas caminando por una gran superficie comercial en vez de comprar según va haciendo falta en un ultramarino algo más caro pero más cercano? ¿Puede comprar para varias semanas en el ultramarino, o a través de internet?

(Compruebe lo que duran los productos frescos en los frigoríficos modernos. Todos los libros de cocina para aprendices tienen pautas de este tipo. Las fechas de "vender antes de" no se deben confundir con las de "consumir antes de").

Añada aquí sus propias preguntas, y contéstelas con el propósito de simplificar su vida. Céntrese en las áreas de su vida que sienta más cargantes, estresantes o desbordantes.

Después, deje que su asesor (recuerde que es usted mismo) simplifique su vida fuera de casa:

- ¿Realmente necesita el dinero de su trabajo más que acabar con la fibromialgia? ¿Lo necesita todo o puede recortar algunas horas o la cantidad de energía que gasta trabajando?

- ¿Qué va primero, trabajar para conseguir un ascenso o trabajar en la liberación de la fibromialgia?

- ¿Qué supondría el curarse de la fibromialgia para su trabajo? ¿No debiera ser éste el primer paso?

- ¿Recibe algún beneficio o placer de sus actividades voluntarias?

- ¿Qué clase de madraza o padrazo será desde una silla de ruedas, cuando la fibromialgia le afecte gravemente? (No exageramos para asustarle. Cada grupo de apoyo visitado incluye un numeroso grupo de gente en silla de ruedas).

La lista de arriba es una muestra de las elecciones que hicimos tras examinar nuestros estilos de vida. En lo que respecta a su estilo de vida, trabajo, familia o prioridades, debe ser su propio asesor, duro, objetivo, quien le ayude a encontrar cómo simplificar su vida.

Franklynn simplificó su vida aprendiendo a utilizar la palabra *no* cómodamente y con asiduidad por primera vez en su vida. No, no participaría voluntariamente en ningún otro comité aunque fuese de gran importancia para la sociedad. No, no daría una charla para otra organización, aunque sus fines fueran realmente loables. No, no escribiría otro libro o artículo para ayudar a nadie. No, no aceptaría otro turno en la casa de caridad hasta que su fibromialgia desapareciese del todo. Y no, no planearía otra noche de baile con un par de semanas de adelanto, sino que decidiría unas horas antes del evento si acudir o no. Al principio, se sentía ligeramente culpable al decir no a tales causas y personas nobles, pero al ver que el hábito de usar *no* ayudaba a simplificar su vida y derrotar la fibromialgia, incidió en su uso. Aún hoy usa la palabra más que en su vida como paciente. También se puso muy serio en la aplicación de prioridades sobre su trabajo. En lugar de sentarse en el escritorio hasta que todos los trabajos atrasados estuviesen al día o todos los correos electrónicos con respuesta, puso un orden de importancia en sus tareas y correos recibidos. Los importantes arriba del todo, los intrascendentes al final. En medio, aquellos asuntos de cortesía profesional ineludibles en los negocios. Él seguía trabajosamente con su rutina hasta que sus energías se lo permitían. Lo que no podía acabar lo pasaba a la lista del próximo día o las próximas semanas. Volver a darles prioridad a esos asuntos importantes, o no tanto, formaba parte del juego. A lo largo del camino, los asuntos poco importantes no entraban en el monitor y nunca se volvían a ver, ni a echar de menos.

La paciente de la Dra. Selfridge, Melissa, estaba acostumbrada a dejar que su marido se desentendiera en cuanto a tareas domésticas. Él veía la televisión por la noche mientras ella hacía la colada, fregaba los platos y revisaba sus cuentas tras acostar a los niños. Simplificó su vida dejando que fuese él quien llevase las cuentas al día y fregase los platos frecuentemente, para así poder abrirse camino en la meditación unos minutos al día.

Patsy era una repostera con talento y nunca podía comprar repostería industrial bajo ninguna circunstancia. Pero tuvo que transigir cuando se dio cuenta de que podía emplear ese tiempo en escribir el diario y meditar.

Nancy decidió enseñar a cocinar a sus hijos cuando aún eran jóvenes, y les gustó. Así ayudaban en gran medida en las comidas familiares a la vez que ella se recuperaba de la fibromialgia. Cuando necesitó más tiempo para el tratamiento, empezó a permitir que las niñas hiciesen la lista del ultramarino y las enviaba con un cheque en blanco. Esto requería mucha confianza, pero lo hicieron correctamente, aunque llegaran a casa una o dos bolsas de más de patatas fritas.

Nancy solía llamarse la "auténtica mujer sí", hasta que simplificó su vida al decir no. Aprendió a rechazar compromisos para dar charlas que le rompían el programa, y citas con amigos para tomar café e ir de compras. Ocupó su nuevo tiempo libre en meditar, rezar y leer, cosas que la ayudaban a renovarse y recargarse. Como beneficio extra, sus hijos sintieron que estaban mejor atendidos.

Si se pregunta qué simplificar primero, incluya en su vida a un consultor externo. Pida a un buen amigo que le dé sugerencias para simplificar su vida. ¿Qué tal un trabajador social u otra persona de la plantilla del centro médico al que normalmente acude? ¿Tal vez un religioso al que conozca bien usted y su familia? Si decide consultar a un especialista, contacte pronto con esa persona. Estamos liberando su tiempo, ¡no malgastándolo!

No haga esto, o deje de hacerlo, sólo para complacer a terceros. Algunas de las simplificaciones podrían molestar en gran medida a algunos o a todos los miembros de su familia. No nos sorprendería que empezase a oír nuevas quejas como resultado de la simplificación de su estilo de vida por parte de sus seres queridos, compañeros de trabajo, de organizaciones sociales o religiosas, amigos o vecinos. Necesitará dar a entender que es firme, que no le importa lo que piensen los otros sobre usted. Recuerde que se está curando. ¿Qué hay más importante en el mundo que eso?

Si cree que hay algo más importante que su recuperación, piénselo dos veces. Es casi imposible servir a dos amos, su propia salud y los intereses sociales de alguien más. Ese conflicto podría haber influido en que tuviese fibromialgia en primer lugar. También podría impedir su recuperación.

Si el consejo de mantenerse firme le suena frío y desconsiderado, pregúntese: "¿quién manda aquí? ¿Quién mejor que yo sabe lo que me hace falta? ¿Quién se beneficiará de mi recuperación? ¿Quién se entromete en mi tratamiento?". Para cualquiera a quien realmente le importe su bienestar, lo más importante es que se recupere.

Cuando Anna empezó el programa, vio la importancia de simplificar su vida, pero no podía mirar equitativamente su carga y decidir qué partes le sobraban y cuáles no. Un día fue al encuentro de Al-Anon. Había acudido años antes con su ex marido, que tenía un problema con la bebida. Su motivo para acudir esta vez, explicaba, fue el oír de nuevo "otra dosis de su filosofía, para cambiar lo que puedo sin agobiarme por el resto. En este momento del tratamiento de la fibromialgia, ha sido de nuevo de gran ayuda para mí".

El cambio puede ser simplemente relajar las normas. Betsy se describe a sí misma como "una persona debidamente educada", tan bien enseñada a hacer lo "correcto" que nunca se hubiese permitido escribir en uno de sus propios libros. Pero mientras leía el libro del Dr. Sarno, se dio cuenta de que lograría más si escribiera sus reacciones a ideas importantes. Por primera vez, se permitió subrayar y anotar en sus páginas. Betsy dice que se sintió totalmente liberada al coger el lápiz y escribir en el libro. Es el tipo de liberación personal que lleva a librarse de la fibromialgia, y es un buen ejemplo de las pequeñas simplificaciones que suponen grandes recompensas que esperamos encuentre y ejecute cada día durante las Semanas Dos y Cuatro.

En el Capítulo Cuatro le hablamos de Janelle, cuyo marido insolidario y despreocupado había aumentado su sufrimiento de la fibromialgia durante once años. Una de las mayores simplificaciones de Janelle fue echarlo de su vida. Para ella, se demostró que era el paso más importante en su camino hacia la libertad de la fibromialgia.

El remedio de Janelle, aunque era necesario en su caso, fue extremo. Ambos autores han afrontado divorcios, y no lo recomiendan a ningún lector. Lo que queremos demostrar es que algunos pacientes de fibromialgia deben tomar decisiones que alterarán su modo de vida para hacer que su futuro sea más saludable. Su objetivo es resolver problemas largamente asentados, como el odio, la angustia y la vergüenza, escondidos sin saberlo durante largo tiempo.

Si reconoce y acepta completamente que estas caóticas circunstancias son las que motivan sus síntomas corporales, si elimina el caos de su vida, y a pesar de ello los síntomas no desaparecen, debería buscar ayuda en un psicoterapeuta adecuado. Volveremos más adelante a detallar este punto.

SIMPLIFIQUE PARA EL RESTO DE SU VIDA

Las simplificaciones que haga pueden ser cambios a corto o largo plazo. Puede pensar en ellas, si quiere, como cosas que hacer hasta que derrote a la fibromialgia. Puede explicarlas de ese modo a su familia, amigos, compañeros de trabajo y a quien quiera. Pero no son sólo para hacer un hueco a sus sesiones de curación. Se hacen para llegar a la raíz de su enfermedad. Cuando alcance la libertad de la fibromialgia, necesitará volver a evaluar su vida respecto a los que le rodean. Tal vez, tras la consulta con sus seres queridos y/o familiares, tenga que decidir qué complicaciones no serán nunca compatibles con su salud. Pero no se preocupe por esa etapa de la recuperación ahora. Utilice las energías que le quedan para los cambios del día a día. Es un poco frívolo pero fácil de recordar, ahí va: ¡Una simplificación al día mantiene al médico alejado!

Al principio la autocompasión es tan cómoda como un colchón de plumas. Sólo cuando se endurece resulta incómoda.

—Maya Angelou

MEDITE PARA ACCEDER A SU MENTE

La Dra. Selfridge descubrió que todos los pacientes que habían eliminado satisfactoriamente los síntomas de la fibromialgia tenían algo en común. Cuando los síntomas físicos comenzaban eran capaces de centrar la atención en las emociones que había tras ellos. La meditación, un poderoso método para sosegar la mente y aumentar la conciencia de uno mismo, es un arma valiosa para ayudarle a aprender este arte de concentración. La gente con experiencia o que se acostumbra rápido a la meditación tradicional, a la autohipnosis, el pensamiento positivo, la visualización o una técnica similar, habitualmente vencen la fibromialgia con relativa rapidez, ya que la meditación incrementa la habilidad para eliminar distracciones.

Algunos pacientes llegan a la consulta de la Dra. Selfridge con un historial de práctica en la meditación. Otros han tenido, con frecuencia, la suerte de escuchar cintas de motivación, o han utilizado medios similares para animar a su cerebro a que trabaje para ellos, en vez de contra ellos. Si nunca ha meditado, le ayudaremos a usar esta práctica para vencer la fibromialgia. Le proporcionaremos ejemplos de otras personas que han sufrido lo mismo que usted, y lo utilizaron para ponerse bien.

Hemos añadido tiempo para la meditación en su plan de recuperación, que comienza en la Semana Dos. Se alternan entre la mañana y la noche porque algunas personas encuentran que funciona mejor cuanto más temprano, otros creen que es mejor cuando el día acaba. Si cree que una hora es mejor que otra para usted, utilice cada día esa hora para la meditación. Si ningún horario le supone un cambio significativo, escoja aquella hora en la que tenga menos problemas potenciales.

UN CURSILLO BREVE DE MEDITACIÓN

Las personas que nunca han meditado, a menudo acuden a nosotros con conceptos erróneos adquiridos de escépticos, gente "peliculera" y sus propias ideas preconcebidas. Parte de la confusión se debe a que hay tantos estilos y técnicas de meditación como para llenar una enciclopedia. Ya que nuestra meta no es complicarle la vida, sino ayudarle a simplificarla, le ofreceremos una mezcla de métodos para meditar que pueden llevarle a sitios en los que le gustará estar. Le gustará porque ahí es donde usted, y solamente usted, controla el mundo a la vez que lo observa. Es un lugar poderoso en el que combatir la fibromialgia, y es un lugar donde usted siempre gana.

Si ya es un meditador habitual, debería ser capaz de entender este capítulo y el próximo con rapidez. Pero no los pase. En su lugar, compare sus métodos con los nuestros a la vez que lee. Puede que quiera adaptar nuestros métodos para que encajen en su estilo. Si lo hace así, preste atención a nuestras metas para sus sesiones de meditación.

Durante la meditación, los meditadores más clásicos llevan su mente a un lugar más bonito, o a ningún lugar. Los meditadores con fibromialgia no son diferentes. Ellos por lo general se transportan, mentalmente, a un lugar cálido y sin conflictos, libre del dolor. Pero se requiere un enfoque bastante diferente si la meditación va a ayudar a destruir la fibromialgia.

Antes de que Franklynn se encontrase con la Dra. Selfridge, también usaba la meditación para llegar a un lugar más bonito. Se llevaba lejos sus dolores, lo suficientemente lejos como para poder, en una semana, soportar cuatro o cinco días de trabajo y tres intensas sesiones de gimnasio y aeróbic prescritos por su médico de cabecera.

En el gimnasio, llegaba pronto para asegurarse un lugar en una esquina que le permitiese meditar, lejos, en una pequeña y soleada isla con una cascada. Se veía como un niño pequeño con su abuela, sin hacer más que sentirse bien, arropado y seguro, mientras realmente hacía ejercicios aeróbicos una y otra vez, sin dejar su estado meditativo. Normalmente la gente le dejaba permanecer en su estado como de sueño. Se dieron cuenta de que estaba más allá de lo que tenía alrededor.

Entonces la Dra. Selfridge inició a Franklynn en los principios de la química corporal que alimentaba su fibromialgia. Le explicó que su ira reprimida estaba provocando la producción de sustancias químicas que generaban fibromialgia, y que la tendría en tanto en cuanto no pudiese admitir que sus emociones eran la fuente de sus síntomas. También le explicó cómo usar la meditación para ayudarle a profundizar en tales emociones.

Así, Franklynn dejó de meditar para distraerse del dolor y, en su lugar, se centró en qué clase de ira podría estar arruinando su vida. Encontró más pozos que la albergaban de los que hubiese imaginado, y en unas pocas semanas este reconocimiento hizo menguar los dolores de su fibromialgia.

Asegúrese de organizar su meditación. En este plan impreso, hemos añadido treinta minutos al día para empezar, y se acortará el tiempo a veinte o veinticinco minutos cuando ya le tome el pulso. Si es un experto en la meditación, podría empezar con sesiones de veinticinco minutos y posiblemente acortar a quince minutos en nuestra última semana. Pero cuando dude, organice más tiempo en vez de menos.

CREE LA MEJOR ATMÓSFERA POSIBLE PARA MEDITAR

El silencio es oro cuando se es nuevo meditando. Si dispone de una habitación o cualquier otro espacio en el que no se le interrumpa, sin ruidos, u otras distracciones, ahí es donde debe ir. En el caso contrario, aquí hay un plan para convertir casi cualquier habitación en el entorno adecuado para meditar.

Ponga una señal en la puerta: "En Proceso de Recuperación de Fibromialgia. Por Favor, No Molestar". Si en la casa hay niños u otros que no pueden leer o no obedecen a las señales, necesitará explicar lo que significan, y advertirles que cuando esté en la habitación, ignorará cualquier llamada (aunque no del tipo: "¡fuego!").

Ponga música clásica o instrumental para relajarse, tan familiar que no sea capaz de captar su atención. Elija algo que le calme para ayudarle a generar tantas sustancias químicas "positivas" como sean posibles. Coloque el reproductor donde enmascare cualquier otro ruido que venga de fuera. Ajuste el volumen lo suficientemente alto como para encubrir cualquier ruido innecesario, pero no tan alto como para que le distraiga.

Si la tensión o la preocupación le hacen ir al baño, mejor vaya antes.

Busque una silla en la que su espalda esté cómoda durante media hora.

Ponga la alarma de un reloj a los treinta minutos, pero si es un reloj de agujas y hace ruido, póngalo cerca del reproductor para no oír el tic-tac. Gire el reloj para no poder ver la hora. Lléveselo lejos, fuera de su alcance.

Cierre la puerta si tiene cerrojo (si no, puede que quiera instalar uno).

Siéntese. Allá vamos.

APRENDA A RELAJARSE

La meditación es un sistema muy viejo, muy seguro y efectivo para centrar sus energías en lo que realmente importa. ¿Qué importa realmente? Daremos por sentado que lo que realmente importa es que te recuperes de la fibromialgia. Tras esto, podría interesarle utilizar el control que le otorga la meditación sobre su vida y prioridades, para ayudarle a decidir qué más es importante. Meditar puede hacer que pasen cosas buenas y que las malas se alejen. Muchos pacientes recuperados de la fibromialgia continúan usándola para matizar sus vidas.

En la meditación, queremos canalizar toda la energía física posible dentro de la mente. Una de las mejores maneras de que nuestras facultades mentales dispongan de la energía física que tenemos, es relajarse tan completamente como sea posible.

Tal vez le esté preocupando que la fibromialgia se interponga en la relajación. Tal vez ha olvidado cómo relajarse. Tal vez tema que el dolor le distraiga. Recuerde, no practicamos la meditación para escapar de ese dolor o para anularlo, tal y como hacía Franklynn. Se puede hacer, pero los resultados no son duraderos. Meditamos para centrarnos en la ira (vergüenza o angustia) que crean las sustancias bioquímicas causantes de la fibromialgia. El dolor corporal es la manera que tiene su mente de distraerle para que no afronte las dolorosas emociones que subyacen.

Así que, si el dolor es una parte constante en su vida, déjelo estar. Siga la progresión de los ejercicios relajantes que presentamos aquí. Y por ahora deje que el dolor conviva con su relajada persona.

Empiece por sentarse cómodamente. No esté torcido o en posiciones raras. Siéntese con normalidad en una silla cómoda. (Luego, tras haber dominado la meditación, si quiere otra postura, adelante) Descanse los pies en el suelo y adopte una postura erecta. Asegúrese de que los brazos y las manos se sientan cómodos en la posición que están durante media hora. Piense que la parte más alta de la cabeza debe estar tan cerca del cielo como le sea posible. La buena postura ayuda a que esté más tiempo sentado en una posición sin distraerse con diferentes partes de su cuerpo.

Relaje, una a una, las partes del cuerpo, empezando de arriba abajo. De este modo:

Cierre suavemente los ojos. Céntrese en la frente. Libérese de cualquier tensión que encuentre ahí. Deje que el ceño y las arrugas se extiendan. Puede que sienta una ligera tirantez hacia arriba en las cejas. Sienta el placer de esa tirantez.

Relaje las orejas.

Deje que su mandíbula cuelgue relajada. Si se abre la boca, no pasa nada. Está solo.

Ahora centre su mente en la totalidad de la cabeza. Relájela como una única unidad. Durante este paso, podría descubrir que alguna parte de la cabeza aún no se ha relajado lo suficiente. Céntrese de nuevo en ella y haga que se relaje. Después vuelva atrás para pensar en la cabeza como una única unidad, y deliberada pero suavemente relaje la cabeza por completo.

Relaje el cuello. Conecte la cabeza con el tronco. Si le ayuda, mueva el cuello ligeramente al principio, para percibir el grado de relajación en el que se encuentra.

(Según avanza, permanecerá prácticamente inmóvil durante la meditación).

La mayoría empezamos con toneladas de tensión concentrada sobre los hombros. Relájelos, primero el derecho y luego el izquierdo. No olvide los omóplatos. Una vez que estén relajados, revise la cabeza, el cuello y los hombros como una sola unidad. Asegúrese de que no ha tensado ninguna de estas partes mientras se concentraba en relajar otra.

Relaje los brazos, primero el derecho, luego el izquierdo.

Relaje las manos, primero la derecha, luego la izquierda. Puede obtener mejores resultados si se fija en cada dedo, uno a uno, hasta que cada mano deje de sentirse una fracción separada del cuerpo.

Llegaremos a la columna y al torso en un minuto, cuando nos centremos en la respiración.

Relaje las piernas y los pies, primero el derecho, luego el izquierdo. Empiece por la cadera y pase a la rodilla. Tal vez, quiera ajustar la posición de las piernas para sentir que están más relajadas durante el proceso de meditación. Si es así, recuerde empezar a meditar con las piernas en esa misma posición el siguiente día. Alcance mentalmente el tobillo y relájelo. Luego, dedo a dedo, empezando por el más pequeño, busque cualquier atisbo de tensión, e insista en relajarlo. Ahora pase a la otra pierna, y relájela de la cadera a las puntas de los dedos.

No se preocupe por el tiempo que invierta en este proceso de relajación. Con la práctica, pasará rápidamente a un estado de total bienestar y relax. La totalidad de la relajación es más importante que la rapidez en conseguirla.

RESPIRE PARA RELAJARSE

La respiración es la próxima clave en la meditación. Inspire a través de la nariz y expire por la boca. Expirar por la boca ayuda a mantener la mandíbula relajada y los dientes sin rechinar, a pesar de los dolores por la fibromialgia. Si tiene congestión nasal, sinusal o un problema parecido y cree que esto interfiere con la relajación, deje fluir el aire en los dos sentidos por la boca o por la nariz.

Centre ahora toda su atención en respirar. Respire más profundo. Mientras inhala, llene los pulmones por completo, pero de manera cómoda. Vacíelos por completo cuando exhale.

Con los ojos aún cerrados, visualice la respiración. Observe los pulmones expandirse al tomar aire fresco y limpio. Observe cómo se contraen al soltar el aire usado e inservible.

Tras un momento, con los ojos aún cerrados, visualice el aire que se expande por todo el cuerpo, y lo renueva con oxígeno fresco. Luego observe cómo su propio cuerpo expulsa el viejo aire junto con el dolor.

Observe intencionadamente el ritmo de su respiración. Si se hace más lenta o más rápida, pregúntese el por qué. ¿Está nervioso? ¿Muy preocupado? Averigüe estas sensaciones, pero no las juzgue. Deje que vayan y vuelvan en respiraciones regulares. Una vez tenga la suficiente confianza en el manejo de estos pasos para la meditación y haya experimentado los placeres que le pueden aportar, podrá automáticamente reducir el número de respiraciones. Si siente que respira demasiado rápido, intervenga conscientemente para reducir un poco el ritmo. Pero siempre haga gradualmente los ajustes. No insista en la perfección ni intente seguir nuestras claves con demasiado ahínco, pues se arriesga a sufrir pánico o incomodidad. Si esto ocurre, empiece todo el ejercicio de nuevo.

CÉNTRESE EN CENTRARSE

Por lo general, los pacientes de fibromialgia pasan mucho de su tiempo centrándose en el dolor, y pasan del "¿qué es este nuevo dolor?" al "¿empeorará?", "¿qué debería tomar para esto?" o al "¿debo cambiar mis planes?". La relajación que ha alcanzado le ayuda, aunque brevemente, a olvidarse del cuerpo. Ese corto momento es lo bastante largo como para empezar a enseñar a su cuerpo y cerebro a detener la fibromialgia.

Con la fibromialgia lo que duele es el cuerpo, pero la producción de las sustancias químicas responsables de esos dolores se motiva en una parte de la mente con la que mucha gente no se comunica frecuentemente. Cuando relajamos el cuerpo por completo, la mente pasa a una posición en la que corta el camino a esas horribles sustancias químicas. Así se puede parar la cascada de pensamientos negativos que acompaña cada latigazo de dolor.

Durante la meditación ordinaria no dirigida, la clave es mantener la mente en blanco. En algunos modelos clásicos de meditación, entonar un mantra budista (como el *om*) una y otra vez, es una manera de dejar la mente en blanco. En otras técnicas, solamente se centran en centrarse. Estos métodos son valiosos para canalizar las energías mentales de modo correcto, como el preparar los mejores pensamientos para una jornada laboral.

Pero para nuestros objetivos, no podemos dejar libre la mente. Si lo hacemos, acabaremos hundidos en ese pantano llamado fibromialgia. Además, aquí y ahora tenemos una meta en nuestra mente: apartar a ésta de lo que hace normalmente, porque por ahora, eso sólo incluye el generar sustancias bioquímicas causantes de la fibromialgia. Necesitamos redirigirla, de manera que engañe al cerebro y corte la producción de esas sustancias. Nuestro programa aboga por un estado meditativo dirigido, en el que tenga pensamientos que obstruyan la estrategia del cerebro de crear síntomas de fibromialgia para distraerle de sus emociones conscientes.

Empecemos por saborear el magnífico sentimiento que proviene de centrar todas nuestras energías en una pequeña doble tarea. Así, imagine un lugar muy agradable para observar, tal vez, el interior de un edificio majestuoso, o algún lugar en un espacio abierto. Ya que no hay que pagar, deje que la imaginación vuele. Deje que ceda a sus caprichos. Añada una cascada, un océano, un arco iris, una vista suntuosa o una gran colección de arte, lo que más le guste para ese espacio. Haga que el clima sea el correcto para usted, cálido, con viento o frío. Ajuste los sonidos en el espacio virtual a su gusto. Música clásica, jazz, música celestial, el canto de la alondra... su imaginación pone el límite. Otra cosa a recordar: no se permite hablar, ni siquiera virtualmente.

Si hay alguien, real o no, que pueda hacer su sitio privado cálido y agradable, añádalo a su mente meditativa. Pero tampoco le deje hablar.

Vaya allí, quédese allí, disfrútelo. Si no es un buen lugar en el que estar ahora, vuelva a diseñarlo. Debería sentirse bien yendo y estando allí, realmente bien. Quédese hasta que la alarma de treinta minutos le devuelva a la habitación.

Mientras se relaja y respira pausada y profundamente, su mente podría desviarse o centrarse en algo que no parece estar relacionado a lo que hace en el mismo momento. Eso es normal. No se preocupe. Si ocurre, intente darse cuenta de a dónde se ha desviado su mente: ¿un lugar, una persona, un acontecimiento, algo que tenía en mente? Podría haber un significado para el dónde, el quién o el qué. Y una vez más, puede que no tenga ninguno.

Si la mente se desvía al mismo sitio varias veces, podemos asumir que algo pasa ahí y debería reflexionarlo seriamente. Pero tal vez no sea el mejor momento para pensarlo. Cuando meditamos, intentamos alcanzar una relación diferente con nuestras mentes de la que tenemos cuando estamos pensando activamente sobre cualquier cosa. Así, una vez haya notado dónde le ha llevado su mente, céntrese de nuevo en la respiración para que le lleve de vuelta a su maravilloso lugar.

Cuando centra toda la energía corporal y su poder mental en esta tarea, es como si sostuviera un enorme cristal que recogiera el reflejo del sol. Esa lente condensa las energías solares en un pequeño punto, y ese punto pronto se calienta lo suficiente como para quemar papel y madera.

Nadie llega a Camelot a la primera. El éxito consiste en vislumbrar, aunque sea brevemente, la paz que siente cuando centra la mayor parte de las energías mentales en una meta y cuando desea llegar allí una y otra vez. No hace falta una habilidad especial, sólo paciencia y práctica.

Pronto trabajaremos juntos en el aprovechamiento de esta poderosa paz mental para derribar la fibromialgia. No iremos a buscar un lugar agradable para escondernos de ella. En su lugar, hallaremos y desarmaremos la emoción encubierta generadora de sustancias bioquímicas que nos deja en manos de la fibromialgia. Sabrá que está preparado para el siguiente paso (Capítulos 7 y 8) cuando pueda pasar rápido por todos los pasos preliminares de relajarse y llegar a su escena favorita. Con el tiempo, puede que halle una imagen personal favorita que desencadene el estado meditativo. Ya sabe de la isla cálida y soleada de Franklynn. Con ella en mente, acelera su repaso de actividades previas, relajación y respiración, y así llega rápido a un espacio virtual donde se siente arropado, libre de dolor, y seguro.

Cuando Frances, una asistente de un grupo de apoyo de fibromialgia en un hospital de la ciudad, quiere meditar, se imagina un pozo muy profundo. Cuando deja caer su cubo rojo con una cuerda en la fresca y cristalina agua, está totalmente concentrada y preparada para el próximo paso.

Si tras cuatro o cinco sesiones aún no siente la tranquilidad descrita, deténgase y vuelva a releer este capítulo. Si aún no esta seguro de que se esté aprovechando de sus beneficios como mitigador del dolor, lea más sobre la meditación o apúntese a sesiones con un profesor. En la Sección de Recursos, describimos libros y otros recursos que pueden ayudar a apoyar su recuperación. Casi cada comunidad ha probado con profesores; algunos están entre el personal de clínicas y hospitales. No se preocupe por qué "marca" de meditación escoger. En su lugar, escoja al asistente con el que se sienta más cómodo. Enséñele a esa persona este capítulo, y el Capítulo 7 para que entienda sus razones para meditar. Si la persona decide ayudarle, tendrá un importante aliado.

La meditación es una herramienta enorme para derrotar a la fibromialgia. También lo encontrará gratificante durante el resto de su vida libre del dolor.

7 MINIMICE

LAS VIEJAS IRAS

Una vez que esté relativamente cómodo con la meditación para relajarse y sentirse bien, está preparado para volver a centrar la energía meditativa de modo que le ayude a liberarse a largo plazo del dolor debido a la fibromialgia. Ahora vamos a ayudarle a centrar la energía en la ira inconsciente, esa que ha escondido bajo superficies defensivas. Es humano, y parte de ser humano implica tener ira, vergüenza o angustia escondida. Podría identificarla más fácilmente por algunos de sus alias: furia, frustración, ira reprimida, rabia. Y puede que la experimente en forma de tristeza, aburrimiento, falta de motivación, baja autoestima, o no sentirse bien en general.

Tal vez crea que no alberga ira, escondida o de otra clase. La Dra. Selfridge se vio a ella misma durante muchos años como la "dulce Nancy", no se daba cuenta nunca de sus sentimientos "incivilizados". Regularmente visitamos los grupos de apoyo de fibromialgia en Internet donde la mayoría niega tener ira de ninguna clase. Luego esa misma gente escribe largos y tristes tratados sobre sus cuerpos consumidos y doloridos. Lo vemos muy frustrante; si esas personas pusieran el mismo interés en aniquilar su ira irreconocida, sanarían más fácilmente.

Para pacientes que les cuesta aceptar que esconden la ira humana inconsciente y normal, e intensas emociones similares que alimentan la fibromialgia, la Dra. Selfridge utiliza el ejemplo de cómo se entrena a los soldados. Alrededor del mundo, apunta, los gobiernos son capaces de atraer al servicio militar a muchos jóvenes saludables con perfiles psicológicos normales, provenientes de familias convencionales. En resumen, empiezan como el resto de nosotros. Luego, en el entrenamiento básico, diseñado para prepararles para el combate, personas de más alto rango, retan la independencia de los reclutas obstaculizando sus libertades e insistiendo en ofenderles constantemente. En varias semanas, los reclutas han aprendido a aprovecharse lo suficiente del miedo y la ira como para matar con sus propias manos. La ligereza con la que ocurre este entrenamiento es suficiente para revolver el estómago de cualquiera que no esté entrenado en las mismas condiciones, y funciona sólo porque llega a la ira que está dentro de cada uno de nosotros, básica en el carácter humano, parte de nuestro equipaje evolutivo. La ira no es una psicopatología, y *no* es nuestra "culpa".

Puede aceptar el hecho de que es humano y tiene ira subconsciente, y quitarse de encima la fibromialgia. O puede luchar por si tiene o no ira escondida en su agotada cabeza o en sus doloridos músculos, en cuyo caso está expuesto a vivir con la fibromialgia durante una larga temporada. Lo más inteligente es aceptar que la ira subconsciente está en su sistema nervioso sensitivo.

Para mostrarle cuántos acontecimientos en nuestra vida tienen un impacto demostrable en la activación de la ira que nos provoca la fibromialgia, le pondremos al día de la lista de situaciones estresantes publicadas en *The Mindbody Prescription* (La Prescripción Cuerpo-Mente*)* del Dr. Sarno, que se desarrolló por dos médicos pioneros de Nueva York, el Dr. Thomas Holmes y el Dr. Richard Rahe, quienes tras el estudio de los efectos de una vida estresante, lo llamaron "la historia natural de muchas enfermedades". La lista se organiza de manera que las situaciones que con más probabilidad causan la fibromialgia están en la parte superior. Al tiempo que muchas de estas situaciones motivan la angustia y la vergüenza, la ira enterrada (la emoción primitiva del "por qué yo"), es el sentimiento que más permanece y a menudo el más difícil de reconocer.

- Muerte de un cónyuge.

- Divorcio.

- Separación marital.

- Período en prisión.

- Muerte de un familiar cercano.

- Lesión o enfermedad.

- Matrimonio.

- Pérdida de trabajo.

- Reconciliación marital.

- Jubilación.

- Cambio de salud de un familiar.

- Embarazo.

- Dificultades sexuales.

- Nuevo miembro familiar.

- Reajuste en los negocios.

- Cambio en la situación económica.

- Muerte de un amigo muy próximo.

- Cambio de rutina en el trabajo.

- Cambio en el número de discusiones con el cónyuge.

- Hipoteca de más de 15.000? .

- Cancelación de hipoteca o préstamo.

- Cambio de responsabilidades en el trabajo.

- Hijo/a que se va de casa.

- Problemas con la familia política.

- Grandes logros personales.

- Cónyuge encuentra o le despiden del trabajo.

- Comienzo o final de la escuela.

- Cambio en nuestra manera de vivir.

- Revisión de hábitos personales.

- Problemas con el jefe.

- Cambio de horas de trabajo o de sus condiciones.

- Cambio de residencia.

- Cambio de colegio.

- Cambio de hobbys.

- Cambio de actividades religiosas.

- Cambio de actividades sociales.

- Hipoteca o préstamo de menos de 15.000?.

- Cambio en los hábitos del sueño.

- Cambio en el número de reuniones familiares.

- Cambios de alimentación.

- Vacaciones.

- Navidades.

- Violación menor de cualquier ley. [46]

Por favor, dese cuenta de que se supone que algunos de estos acontecimientos son situaciones que le gustarían, tales como las reconciliaciones, vacaciones o grandes fiestas. Sin embargo, pueden causar estrés y tensión, y acelerar un ciclo de dudas o ira. Le puede encantar la Navidad pero sentirse estresado ante sus exigencias. Puede recibir de buena gana un trabajo nuevo pero tener que enfrentarse con emociones tumultuosas de dejar el viejo y preocuparse por lo que se le viene encima.

ALCANCE LA IRA

Recuerde que hace unos capítulos, donde detallábamos las bases físicas, bioquímicas y emocionales de esta compleja enfermedad llamada fibromialgia, no dijimos que la tuviese por haberse enfadado. La ira apropiadamente expresada es buena, no mala. La mayoría de sus efectos físicos se entienden bien: las pulsaciones aumentan, la presión sanguínea también y segrega altos niveles de hormonas como la adrenalina y la noradrenalina.

Pero si es como casi todos nosotros, probablemente sienta alguna culpa o vergüenza a causa de la ira. La gente "buena" se la traga. Algunos de los que padecemos fibromialgia crecimos con ese pensamiento. Algunos ni soñaríamos en humillarnos al mostrar ira abiertamente. Algunos, dada nuestra alta sensibilidad, la suprimimos para evitar conflictos. Pero estas emociones suprimidas son las que llevan a la fibromialgia con el tiempo.

Francamente, nadie puede decir con certeza por qué, en algunas personas, los péptidos del dolor se "vuelven locos". Nadie sabe aún qué clase de medicaciones o inoculaciones (si las hay) serán capaces de controlarlas en el futuro. Sabemos que los síntomas (el dolor, el cansancio, las piernas intranquilas y similares) pueden superarse en pacientes que nos dejan mostrarles cómo aceptar la fuente emocional de sus síntomas y sistemáticamente centrarse en ella más que en sus signos físicos. Es un tratamiento que podemos empezar hoy.

Es hora de hacer algo constructivo respecto a ello. Dese permiso para aceptar que cualquier ira o culpa que la acompañe está bien, incluso si prefiere no expresarla abiertamente.

Si aún tiene dudas sobre tener ira escondida, no debe haber experimentado culpa al respecto hasta ahora. Espérela y acéptela como una parte normal del proceso de recuperación. También acabará por irse.

Cuando era un niño muy pequeño, se enfadaba muchas veces. Y lo expresaba, habitualmente, con toda la fuerza de sus pulmones. Es lo natural. A veces la ira le devoraba, le transformaba o le hacía ganarse una reprimenda. Más a menudo no le provocaría más que un ligero dolor de garganta. Pero aún así se seguía enfadando.

Cuando era algo más mayor, se enfadaba muchas veces. Lo expresaba con grandes rabietas. Es lo natural. A esa edad, es probable que la ira no le aportara nada bueno, y la falta de un resultado tenía un gran impacto en usted, dada su naturaleza sensible. Pero no le libraba del enfado.Sin duda aún se enfada en ocasiones, tras haberse convertido en adulto. Es lo natural. Pero la sociedad nos prohíbe actuar en función de nuestra ira, natural o no. No puede pegar a sus hijos o a su pareja sin arriesgarse a las repercusiones. Mejor que no grite al jefe, los acreedores, o a un operario telefónico. Temer la ira tiene un poder sobre usted y sobre las consecuencias de cómo actúe si pierde el control, así que evita este embrollo negando la ira desde el principio.

La gente que parece que va calmada por la vida, sin sobresaltos o amenazas, son los "buenazos" o perfeccionistas que aprendieron a interiorizar y negar su ira. Estos aparentes luchadores, que parecen dejar que las malas situaciones desaparezcan por sí solas, podrían estar acumulando grandes cantidades de ira.

Pero somos individuos fuertes. Cada uno de nosotros entierra la ira de modo diferente. Para ayudarle a tratar su propia ira, empezaremos por examinar el modo específico e individual por el que la esconde. Recuerde, buscamos las fuentes de su ira inconsciente, y la simple búsqueda puede sanarle incluso sin encontrar la fuente conscientemente.

ENCUENTRE SU IRA ESPECÍFICA

No puede, en general, atacar la ira de modo efectivo. Tiene que centrarse en ejemplos individuales, sentimientos específicos, individuos, momentos y lugares. Un sólo incidente produce ira, así que tiene que hacer inventario de cada incidente si desea echar fuera de su vida la fibromialgia

Para complicar aún más todo, no siempre ve la ira cuando aparece, y esta ira que se esconde a menudo es la más dañina. Por tanto, debería buscar emociones que nunca supo que estuvieran ahí.

Lo interesante de la mente subconsciente es que muchos, si no todos los recuerdos emocionales del pasado se almacenan allí y pueden remover la producción de nuestros neuropéptidos si son provocados adecuadamente. Esto explica la importancia que para los terapeutas analíticos tiene el examen de las heridas de la infancia. Aunque queremos excavar y encontrar cualquier fuente antigua de ira en su vida que pudiese estar alimentando los síntomas actuales, sabemos de su dificultad, incluso con la ayuda de un habilidoso terapeuta. Afortunadamente, "excavar" es más importante que "encontrar". Sabemos que el cerebro reconocerá que está redirigiendo sus energías hacia las emociones, que no le está distrayendo ningún dolor físico que está creando para usted, y finalmente el dolor disminuirá, incluso si no encuentra "asuntos" particularmente dramáticos.

Observe todos los aspectos importantes de su vida, conflictivos o difíciles. Acuda a ellos como el "Policía de la Ira". Permanezca muy alerta sobre las cosas que sabe que, racionalmente, deberían ponerle furioso pero no parecen hacerlo. Ésas deben de ser las grandes fuentes de ira reprimida que alimentan la fibromialgia. ¿Racionaliza su impertinencia adolescente? ¿Le cargó su jefe con más tareas de las que le correspondían, y no se quejó? Cuando un amigo le dejó plantado, ¿le dijo que no tenía importancia? Pregúntese: ¿por qué no se enfadó?

No queremos que vaya por ahí enfadado. Pero permanezca alerta a cualquier cosa que le haga apretar los puños, rechinar los dientes o morderse la lengua. Cuando algo que le provoque ira le venga a la mente, no lo "olvide" o lo añada a una lista mental de cosas de las que se ocupará luego; si lo hace así estará alimentando el fuego de la fibromialgia. En su lugar, es importante que escriba una Lista de Ira que revisará repetidamente durante el tratamiento. Lleve consigo una libretita o pequeño ordenador donde quiera que vaya. Denomínela "Mi Lista de Fibro Ira" y póngale fecha. Más adelante le enseñaremos cómo hemos estructurado nuestra lista.

Mientras añade factores a la lista, no deje de lado pequeñas iras. Incluya todo lo que le enfurece ahora, lo que alguna vez le enfureció, toda persona y situación que le desbordó o le ha desbordado hasta la ira. Nada es demasiado insignificante para esta lista, nada demasiado estúpido, nada de hace demasiado tiempo como para darle importancia, o demasiado sagrado como para tocarlo. Quedará entre usted y su pensamiento, nadie más sabrá lo que escriba en la Lista de Ira. Pero usted lo sabrá, y eso le ayudará.

No espere ser capaz de completar las dos últimas columnas ahora, cuando saque a la luz la ira. En sesiones de tratamiento posteriores, la meditación y otras técnicas le ayudarán a hallar su fuente real y enterrarla

Eche un vistazo a las partes de la Lista de Ira de Franklynn:

Resuma la ira	Localícela en el tiempo	Identifique la fuente	Describa como se libró de ella
Llegar tarde al gimnasio	Lunes por la tarde	Judi	Reconocí el hecho de que me daba tiempo a calentar igualmente y en general funcionaba
Un vendedor de llaves no devolvió un cuestionario imprescindible a hora del cierre del periódico	Miércoles por la mañana	Borrado por privacidad	Escribí con honestidad sobre el descuido del vendedor en la sección de comentarios de la lista comparativa
Una intervención telefónica durante una ópera televisada de Mozart resultó muy pesada	Jueves por la tarde	Borrado por privacidad	Grité a una teleoperadora y amenacé con tomar medidas en la Comisión Federal del Comercio y Ventas y también en la Comisión Federal de Comunicaciones

Eche ahora un vistazo a una de las Listas de Ira de Nancy:

Resuma la ira	Localícela en el tiempo	Identifique la fuente	Describa como se libró de ella
Otro cambio en el formulario del Seguro Médico Global	Lunes por la mañana	Comité de Farmacia y Terapia	Me quejé (de nuevo) a mis compañeros de trabajo, al jefe de la clínica y finalmente al presidente del Comité sobre cuánto más trabajo me produce esto, ya que los pacientes llaman para cambiar sus antiguas recetas por nuevos tipos de fármacos

Resuma la ira	Localícela en el tiempo	Identifique la fuente	Describa como se libró de ella
Los niños dejan seis pares de zapatos en la entrada (otra vez)	Miércoles por la tarde	Leah, Rachel	Escondí los zapatos en lo más hondo del armario para que los echaran de menos cuando los necesitaran
Mi lápiz de ojos favorito ha desaparecido cuando me preparo para ir a trabajar	¡Viernes a las 5 de la mañana!	Leah o Rachel	Las hice levantar para que confesasen y enseñarles que lo que "toman prestado" lo deben devolver

OLVIDE SIEMPRE LA IRA DEL DÍA EN EL DÍA

Queremos que aprenda más sobre la ira, aparte de aprender a meditar sobre ella. Queremos que construya una vida, no que se ponga en sesiones de tratamiento diarias simplemente para hacer que se enfrente con ella. Si eso es lo que hay, es mejor que sufrir con la fibromialgia, pero puede aprender a tratar con la ira, antes de que se convierta en rabia, antes de que le envuelva y le ataque en forma de fibromialgia.

La rabia no hiere directamente el cuerpo, ni perturba el sueño o mina la energía. Lo que hace es forzar explosiones de neuropéptidos que causan los cambios corporales específicos que incluyen el dolor, las alteraciones del sueño y la fatiga. Si puede detener las primeras explosiones (cortar el vínculo entre la ira mental y los efectos sobre el cuerpo) puede liberarse de la fibromialgia.

Anna compartió con nosotros cómo aplicó lo que había aprendido sobre la ira el día en que su dentista la insultó. Enterró la emoción, como siempre, pero se dio pronto cuenta de que le estaba hiriendo físicamente. En ese mismo día, conectó lo ocurrido con su dolor. Se lo contó a su marido. Eso comenzó el proceso de curación. Luego habló con su dentista, quien la escuchó atenta y comprensivamente. Esto completó el reconocimiento de la ira. Ésta se fue, y el dolor con ella. Dese cuenta de que nunca confrontó directamente el insulto del dentista. Desahogar la ira fue suficiente. (También dejó a su dentista, pero eso es otro libro).

¿Cuál es el mejor método para evitar almacenar la ira? ¡Enfadarse! ¡Mostrarse firme! ¡Interactuar! Si alguien hace algo que cree que no debería, es perfectamente normal, saludable y maravilloso enfadarse. Es lo que hacemos los humanos. Es como la gente civilizada hace saber que "has hecho algo que me molestó mucho. Probablemente no debieras haberlo hecho, pero tal vez no te diste cuenta". Sabemos que es más fácil decirlo que hacerlo, pero el tiempo utilizado en volver a pensar en la ira puede ayudarnos a entender que el enfadarse con alguien es más íntimo y afectuoso que marcharse apaciblemente pero furioso como el que más. Curar la fibromialgia no depende de convertirse en una persona agresiva, sino en aceptar la ira interior y al menos reconocerla de vez en cuando. No necesita comportarse como un idiota para mostrar seguridad cuando expresa la ira.

Observe cómo dijimos más arriba: "probablemente no debieras haberlo hecho". Tal vez piense que no debería haber pasado. Tal vez la persona con quien esté enfadado piense que sí. De cualquier modo, el problema es real. Patalee y olvide, o piense sobre ello directamente, o hable de ello y perdone, y luego termine con ello. Pero no lo entierre donde pueda liberar esas horribles sustancias químicas mensajeras que le provocan fibromialgia.

¿Le asusta su ira? ¿Cree que puede perder el control? Si la manera en la que trata a otra gente cuando se enfada le mete en un lío con frecuencia (en el trabajo, jugando a los bolos, en familia, o lo que sea) tal vez necesite aprender cómo enfadarse de un modo más aceptable socialmente. Hay libros y organizaciones que enseñan precisamente eso a la gente. En la Sección de Recursos, hemos propuesto una manera de encontrarlo. Encontramos una técnica en un sitio que no esperábamos: la novela *Tales of Burning Love* (Cuentos de Ardiente Amor), de Louise Erdrich. Una profesora de psicología explica al duro héroe cómo vivir con su ira: "le dijo a Jackie que imaginase una jaula de metal, que se visualizase abriendo la tela metálica y que luego entrase en ella como si se tratase de un animal. Le dijo que podía andar de un lado para otro en ella, volverse loco, dejar fluir sus emociones como si hubiese sido capturado en la jungla. Lo único que debía cumplirse es el quedarse en la jaula, no saltar la valla, no hasta saber que estaba bien y preparado".[47] Si cree que está fuera de control, imagine la jaula, entre, y deje las emociones fluir en la seguridad de ese espacio. Le ayudará como ayudó a Jackie.

LLÁMELO IRA Y SIGA ADELANTE CON ELLA

La vida será más divertida cuando no tenga que centrarse en la ira, ya sea pasada, presente, futura, potencial o reprimida. Y eso ocurrirá. Una vez haya completado los ejercicios de este libro, estará listo para hacer cuenta nueva. La ira vendrá y se irá. Se dará cuenta de ella, quizás la apunte, y luego, la eliminará. A la mínima recurrencia de un síntoma de fibromialgia, sabrá buscar (y aplastar) la ira que lo alimenta. No se albergarán otros pensamientos respecto a sus síntomas.

Siga actualizando la Lista de Ira durante aproximadamente un año. Después, puede que quiera reemplazarla por una lista mental. De tanto en tanto, pare y observe meticulosamente su cuerpo. Si mantiene el dolor fuera de su vida, es una prueba positiva de que la lista mental funciona. Si no, vuelva a la lista escrita.

GESTOR DE IRA EN UN MINUTO

Si es lo suficientemente afortunado, su "fibro lugar" especial le podría señalar cuándo tiene nueva ira que necesita ser tratada. Como mencionamos, el bíceps izquierdo de Franklynn empieza a dolerle cuando no está procesando nueva ira con efectividad. Tan pronto como se da cuenta (ahora un rápido 1–2–3) el bíceps le deja de doler y está seguro de que la ira no pondrá a punto su fibromialgia. Las rodillas de Cynthia le empiezan a doler cuando ignora su ira, recordándole que debe enfrentarse a ella en ese mismo momento. Tanto si tiene como si no, "un fibro lugar" consistente (Nancy y muchos pacientes no lo tienen) practique el siguiente Gestor de Ira en un Minuto hasta que sea instintivo. Úselo cuando sienta el dolor en cualquier lugar, o tan pronto como detecte cualquier reacción iracunda reveladora: puños, dedos de los pies o dientes apretados; Aguantar la respiración. Pregúntese (y responda) estas seis preguntas:

- ¿Quién causó la ira?

- ¿Qué causó la ira?

- ¿Por qué iba dirigido a mí?

- ¿Cuándo empezó realmente la ira?

- ¿Adónde me lleva esto?

- ¿Cómo debiera tratar con ella?

Recuerde, no es necesario identificar y resolver sus iras con gran detalle. Incluso no es necesario enfrentarse a la persona que sea la fuente directa de la ira. Pero es muy necesario que en su interior identifique cada fuente de nueva ira que pueda contribuir a la fibromialgia, y también piense en quién la motivó junto con todos los detalles de la lista anterior. El proceso de enfrentarse a la ira usted solo es, por lo general, suficiente para evitar que se reprima y se torne en fibromialgia. Aquí van algunos métodos demostrados para hacer esto, utilizados y recomendados por nuestros pacientes, quienes dicen que son más fáciles de usar de lo que creían al principio.

MÁS MÉTODOS PARA DESACTIVAR LA IRA A LARGO PLAZO

Cuando la Dra. Selfridge aprendió la técnica cuerpo-mente, se encontró intimidada por la idea de tener que sacar su ira. Era una persona que evitaba conflictos desde su niñez, durante su divorcio había enterrado angustia e ira intensa. Su primera reacción fue "si tengo que revivir *eso*, ¡olvídalo! ¡Seguiré con mis síntomas!". Descubrió que muchos pacientes sentían lo mismo.

Pero hay modos de acercarse a los pensamientos y situaciones que enfurecen con poca probabilidad de que le exploten en las manos. Hay habilidades útiles que le ayudarán a controlar miedos o conflictos que tenga. Le pueden ayudar a atacar la ira cuando la encuentre, para que no generen más de esos productos tan desagradables.

CAMBIE SU MANERA DE PENSAR CUANDO SE ENFURECE

En lugar de decirse: "es lo peor que me ha pasado", "es humillante", o "tengo toda la culpa", utilice expresiones menos hirientes como: "es frustrante", "qué estupidez", o "enfadarme sólo puede empeorar las cosas". Sensibles como somos, los pensamientos catastróficos no nos pueden proporcionar buenas sustancias bioquímicas cerebrales.

ELIJA SUS PALABRAS CUIDADOSAMENTE

Aprenda un nuevo grupo de palabras que usar cuando tenga confrontaciones con otros. Deshágase de *"siempre"* y *"nunca"*. No blasfeme. Si habla para sí o cualquier otra persona, intente expresar ira sin arrinconarse usted mismo o a la otra persona. Hable sólo del tema concerniente en ese momento; no se remita a sucesos pasados o relacionados.

Intente la consagrada técnica llamada "mensaje yo". Por ejemplo: "Yo me enfado cuando dejas los zapatos delante de la puerta, después de haberte dicho que quería que los apartases porque yo tengo así la impresión de que no me escuchas y que no me tienes respeto. Me gustaría que me mostrases respeto guardando los zapatos siempre".

¿Y si la situación es mala y necesita medidas duras? Aplácelo. Más tarde, usted mismo, apacígüela mediante meditación o escribiendo en el diario (explicaremos la técnica de seguir un diario en el Capítulo 8). Tenga en cuenta estos métodos para deshacerse de la ira sin deshacerse de la relación con quienquiera que sea el implicado. Estas estrategias le ayudarán a sentir menos miedo al afrontar su ira hacia otros.

A menudo cuando una confrontación corre el peligro de irse de nuestras manos, tomarse un "tiempo muerto" es una buena idea. Está bien tomarse este tiempo muerto y luego retomar la discusión con la cabeza fría, así los problemas pueden ser discutidos y solucionados más racionalmente. Nancy emplea a menudo gruñidos, movimientos de cabeza y "ajás" cuando los adolescentes empiezan a ponerla furiosa. Ellos se desahogan y aquello no se convierte en la Tercera Guerra Mundial.

COMUNÍQUESE CON MÁS EFECTIVIDAD

La ira le hace hablar más rápido, decir mucho más, y escuchar menos. Peligrosa combinación. Muchas situaciones hostiles proceden de palabras mal escuchadas o mal dichas.

Especialmente cuando esta furioso, haga propósito de hablar lenta y prudentemente. Recuerde elegir las palabras con cuidado. Escuche atentamente. Esto es tan importante que el autor motivacional Stephen Covey lo señala como uno de los sietes hábitos de la gente con éxito: "preocúpese primero por comprender, luego por ser comprendido".[48]

COMPROMÉTASE A SOLUCIONAR LOS PROBLEMAS

Si ve un modo de evitar situaciones que provoquen ira, sugiéralo. Podría no ser obvio para los otros. Comparta con ellos la sugerencia, con palabras cuidadosamente elegidas y enunciadas. Una solución tiende a funcionar si la conoce todo el mundo.

Prepárese para considerar otras sugerencias. La suya puede que no sea la mejor. Si no se le ofrece ninguna y las tensiones continúan, pregunte si hay una solución potencial que no haya visto u oído.

También puede atacar problemas de este modo si la ira surge cuando está solo. Por ejemplo, si el desplazamiento al trabajo le provoca ira, cambie la ruta o el medio de transporte. Una vez haya identificado el problema, ponga una fecha tope para encontrar una solución. Después, inténtelo.

SOLUCIONE LO QUE PUEDA PARA QUE NO LE PROVOQUE IRA

Algunos lugares motivan ira por asociación. Si siente ira al ver los juguetes que hay tirados en la habitación de un niño, tal vez sea por todas las veces que ha intentado enseñarles a no dejar la habitación desordenada así que no mire. O diga al niño que mantenga la puerta cerrada. Aquí debe tomar el camino que le ofrezca menos resistencia.

CAMBIE SUS RUTINAS

La mayoría de nosotros cae en ciertos patrones de comportamiento y hace cierta cosa en cierto lugar a cierta hora. Cuando lo que normalmente hacemos produce una emoción negativa, la ira se vuelve habitual, una respuesta al más mínimo recuerdo de la situación causante de ira. El modo de tratar con ello es romper la cadena de asociaciones. Así, si usted y su cónyuge tienden a tener riñas en la cama, dejen de hablar de temas controvertidos en ella. Esperen al fin de semana, o prueben a llamarse durante la comida. ¡Sea creativo! Podría ser necesario al principio que evitase hablar del todo en la cama. Si su compañero está decidido a iniciar otra sesión nocturna del mismo tipo, distánciese. Vea la tele, lea, juegue al dominó o al solitario. Deje claro que no está enfadado con él, que no evita nada salvo las malas palabras a la hora de ir a la cama.[49]

Dese cuenta de que estas rutinas que controlan la ira no pretenden analizar individuos y juzgar quién es el bueno y el malo. No le estamos aconsejando sobre su trabajo o matrimonio, o intentando decirle cómo hacer grandes amigos y tener una hermosa familia. Sólo esperamos que admita la ira con audacia y reflexione sobre ella antes de que le cause mayores problemas. Se trata de una autodefensa contra la fibromialgia.

MEDITAR SOBRE LA IRA

Mucha de la meditación que hará en este programa le invitará a centrarse en un aspecto específico de la ira. A veces cuando ataca la ira que tiene dentro con efectividad, pierde la pista a otras cosas de su alrededor. Esta "chuleta" puede ayudarle a trasladar su mente con rapidez y firmeza a un estado meditativo de concentración cada vez que le ataque la ira

***

Haga que la habitación sea tranquila y cómoda.

Relájese.

    Cabeza.

    Cuello.

    Hombros.

    Brazos, manos, dedos.

    Piernas, pies, dedos de los pies.

Respire lenta y pausadamente.

Concéntrese.

Concéntrese en algo hermoso.

Concéntrese en la ira y elimínela.

***

Nos enfrentamos a oportunidades insuperables.

—Pogo

ESCRIBIR UN DIARIO, AUTOCHARLA Y VISUALIZACIÓN

Mientras la meditación dirigida, como ya introdujimos en el Capítulo 6, es el arma más poderosa para curarse de la fibromialgia, tener un diario también le ayudará a abrir el camino a sus más profundas emociones. Utilizadas conjuntamente, las dos técnicas constituyen un formidable set contra la fibromialgia. Tener un diario es fácil y barato. Muchas personas la encuentran la más satisfactoria de las técnicas para sanar de la fibromialgia. Otros disfrutan más de la autocharla o de la visualización; ambas también pueden llevarle a un futuro sano.

Primero le vamos a ayudar a enfocar el diario de un modo que se adapte a la lucha contra la fibromialgia. Es similar a la idea que conocemos de llevar un diario. Pero hay diferencias notables entre anotar un suceso o algunas impresiones al final del día y un esfuerzo intencionado para acabar con la fibromialgia mediante la escritura de un diario. Muchos diarios comprados, limitan el espacio disponible para escribir durante un día, pero en la recopilación le animamos a que se extienda tanto como desee.

Para que el diario sea efectivo contra la fibromialgia, vamos a formular unas reglas que le ayudaran a centrarse en los objetivos correctos. Aún más importante: no escriba sobre los dolores u otros síntomas. Es contraproducente, por lo que lo prohibimos rotundamente. No escriba sobre el tiempo, lo que ha hecho (o no ha hecho), lo que ha comido, lo bien o mal que ha dormido, o la medicina que ha tomado. Todo esto tiene poco que ver con las causas de la fibromialgia y lo que puede hacer para librarse de ella. Considere todos esos pensamientos que le distraen de confrontar la ira, la angustia o la vergüenza que podrían estar fermentando en su interior. Esto es en lo que se tiene que centrar.

El siguiente es el punto absolutamente fundamental: debe pensar en una experiencia que le provocó la suficiente ira como para que no pueda soportar verla, sentirla o recordarla. Afortunadamente, no es absolutamente necesario el revivir o incluso resolver amistosamente esa experiencia para expulsar los efectos de la ira escondida y sus nocivas sustancias bioquímicas resultantes.

Recuerde nuestro argumento sobre el origen de la fibromialgia: esas emociones fuertes que ha almacenado, escondido, reprimido o evitado (Relea los Capítulos 3 o 7 si necesita refrescar la memoria). Mucha gente tiene algunos problemas al principio para reconocer y enfrentarse a esos sentimientos escondidos.

Si fuese fácil, en primer lugar no tendría que esconderlos. Como la meditación, llevar un diario es una manera de acceder a un lugar mental donde pueda enfrentarse a las emociones escondidas que inutilizan sus músculos y desbordan su cerebro.

Consideremos lo que significa confrontar estos sentimientos y cómo puede hacerlo en su diario. No tiene que enfrentarse a la gente, lugares o cosas que los provocaron. No tiene que enfrentarse a los sentimientos en sí para disipar su poder. Tiene que hacer una búsqueda exhaustiva para encontrarlos y reconocer que existen. Es básico darse cuenta de que las emociones inconscientes permanecen inconscientes a menos que haga algo para revelarlas. Llevar un diario le permite encontrarse con las emociones reprimidas en el umbral del inconsciente, para simplemente permanecer allí y saber que están tras la puerta, causando dolores físicos. Este proceso parece suficiente para detener la cascada de sustancias químicas que provocan los síntomas. Por esta razón debe pasar tiempo pensando sobre sus motivos emocionales posibles, incluso si no le vienen a la conciencia consciente emociones dramáticas.

Si localiza una fuente de ira, no tiene que encontrar su causa subyacente. No intente resolverlo con la persona que inició la ira, si fue su jefe hoy, o su pareja esta semana, o un padre hace veinte años o más. El intentar resolver una situación anterior podría disminuir la ira, pero casi con la misma frecuencia podría generar otra nueva. Al final, Jennifer dejó de intentar explicar a su padre de ochenta años por qué ella aún sentía acritud por su negativa a apoyarla en su deseo de asistir a la universidad. Finalmente se dio cuenta de que él había considerado la universidad como una pérdida de tiempo para las mujeres. En lugar de intentar explicárselo, empezó a escribir en su diario la ira desconocida de todos los disgustos con su padre durante años anteriores.

A menudo, la parte más dura de este ejercicio es continuar buscando una hiriente emoción escondida cuando no hay una respuesta consciente de estar llegando a algún sitio. Pero hacer esto de un modo regular, a la larga, erradica los síntomas, y a menudo, con minuciosidad y rapidez.

CREAR UN DIARIO

El mejor formato para su especial diario es una libreta de papel rallado. Si puede elegir entre un interlineado fino o uno grueso, escoja el grueso o escriba con doble espacio (más adelante puede que quiera añadir ideas entre líneas). Olvídese de los diarios prediseñados con encabezamientos de actualidad o páginas con fecha, a menos que sepa que lo ignorará por completo.

Un diario con llave y candado es útil, sólo como símbolo del valor de su trabajo y la privacidad esperada. Va a escribir acontecimientos, pensamientos, suposiciones, teorías, problemas en sus relaciones, fantasías y otros comentarios que podrían no ser entendidos por familiares o amigos, o que pueden comprometerle en un momento en el que lo que menos necesita en su vida son inconveniencias. Pero nunca hemos visto diarios con candado lo suficientemente grandes como para que se pueda recopilar mucho en ellos, así que le presentamos una alternativa: encuentre un lugar seguro, personal y privado para mantener su diario lejos de manos y ojos curiosos. Si cree que lo necesita, compre una caja fuerte en la ferretería. Puede guardar el libro o libreta en la caja, para mantener la privacidad sobre cualquier nota escrita en sus páginas.

Resista el impulso de utilizar una carpeta de anillas. Este diario será un manual de referencia permanente, especialmente durante las semanas en las que esté luchando más duramente contra la fibromialgia. Es mejor no arrancar o cambiar páginas. Es una manera de autocensura de los pensamientos "inaceptables" a los que los "buenos" y los perfeccionistas somos tan adeptos. Si deja las notas en su orden natural, puede revisar su progreso y ver la evolución. Lo que ahora le preocupa puede ser una emoción mucho más arraigada, que lo que le preocupaba hace unas semanas. Podría ver un cambio en la manera que siente la ira o angustia pasada. O se podría dar cuenta de que en las Semanas 1 y 2 del diario, las entradas se referían a grandes problemas, mientras que en la Semana 5 indaga para encontrar nuevos problemas sobre los que escribir. Algunos escritores de diario se encuentran con lo contrario: arremeten y tratan con cosas superficiales al principio, y luego se arman de coraje para confrontar los temas más duros.

Use un bolígrafo, no un lápiz. La razón, de nuevo, es que las entradas del diario sean sinceras y permanentes. Tenga libertad para cambiar o tachar palabras, incluso frases enteras; tan sólo no emborrone demasiado las palabras para que pueda leerlas luego, porque los cambios pueden ser también significativos. El decidir, por ejemplo, si cambiar la palabra "sorprendido" por "horrorizado" muestra lo lejos que ha llegado al reconocer sus emociones fuertes.

Algunos de nosotros escribimos tan poco a mano que casi hemos olvidado cómo hacerlo. Algunos empezamos con tantos dolores en las manos o dedos, que no podemos sostener el bolígrafo durante mucho tiempo. Si necesita empezar el diario en el ordenador, asegúrese de no editar lo que escriba. Un buen método de evitar caer en la tentación de editar, que es muy sencillo en cualquier software, es ceñirse al limitado procesador de textos de Windows o Macintosh. En Windows se llama Word Pad; no cuenta con ninguna herramienta de edición o corrección. Pásese al formato de papel y bolígrafo cuando la salud se lo permita. Si se siente incómodo con los bolígrafos corrientes porque son duros, intente con los blandos que tienen protección.

MÉTODOS DE DIARIO

Escribir un diario es fácil. De hecho, cuanto más simple lo haga, mejor funcionará contra la fibromialgia. Sólo escriba lo que le pase por la mente, luego léalo. Al mirar lo que hay en su mente, con detalle o en otro contexto, puede localizar la ira enconada, aceptar que está motivando la furia que hay tras sus síntomas, reflexionar sobre ella, y, al hacer esto, desecharla fuera de su sistema junto con las sustancias bioquímicas que genera.

Los ejercicios que le asignaremos le ayudarán a centrarse en todas las fuentes de ira, angustia o vergüenza que haya en su vida. Cuidado con hacerlo de forma maquinal. Esto es terapia, lisa y llanamente, así que ponga tanto entusiasmo como le sea posible, junto con una actitud tan positiva y confiada como sea posible. Escriba con seriedad, pero no adopte un estilo literario. Buscamos claridad, no méritos literarios.

Nuestra meta con la idea del diario es abrir un camino mental que vaya desde lo que está más arriba en su mente hacia abajo, hacia algo que está enterrado en la mazmorra de todo aquello que había olvidado. Para ayudarle a conseguirlo (a mantener su mente centrada en áreas que hemos encontrado que son básicas para los pacientes de fibromialgia) le hemos asignado tareas específicas en el Organizador de Tareas del Capítulo 10. También le haremos escribir entradas en el diario sobre cosas que haya descubierto en el Organizador de Relaciones (Capítulo 4) y en Mi Pasado, Presente y Futuro Libre de Fibromialgia (también en el Capítulo 4)

Cuando empiece una tarea de recopilación, haga lo siguiente:

- Haga un *calentamiento*, durante cinco tranquilos minutos, en los que reflexione sobre lo que va a escribir en el diario. Para algunos días, hemos programado temas específicos. Otros días necesitará escoger su propio tema.

- *Dese cuenta de que puede escribir sobre cualquier cosa* con una única excepción: no escriba sobre los síntomas físicos de la fibromialgia, o estará alimentando la enfermedad en vez de dejarla morir de hambre. Escribir o incluso pensar sobre los síntomas de la fibromialgia ayuda al cerebro a engañar al cuerpo para que sienta fibromialgia. Recuerde, los síntomas físicos se crean para distraerle de las emociones dolorosas. Tome el mando. ¡No se distraiga!

- *Empiece una nueva página con cada entrada.* Si se sienta a escribir un par de veces al día, empiece cada sesión con una nueva página. Así puede revisar cualquier cambio de actitud.

- *Ponga la fecha en la página de inicio* en la primera línea. Incluya también la hora.

- *Elija un tema.* En la segunda línea, escriba en pocas palabras lo que cree que le gustaría escribir a continuación. Podría ser algo como: "¿por qué no empecé esto antes?", o "no puedo creer todo lo que he hecho hoy", o "chico, ¿tienes algo de lo que quejarte?".

- *Deje la siguiente línea en blanco por ahora,* para poder volver a visitar el tema más tarde.

- *Ahora escriba sobre sus sentimientos* relacionados con este tema, con gran cantidad de detalles emocionales. Prepárese para cavar hasta lo más profundo. Si los sentimientos asociados con un acontecimiento reciente le recuerdan a otro más pretérito, entonces escriba sobre los dos. Recuerde, esto es para usted. Será el único que lea lo que escriba. Si se bloquea al expresar sus sentimientos, responda el quién–qué–cuándo–dónde–cómo y por qué de la página 141. Esto es su diario, no periodismo, pero responder a estas preguntas puede estimular sus viejos recuerdos. ¿Quién aparte de usted, desempeñó un papel protagonista, y quién fue secundario? ¿Qué ocurrió? ¿Cuándo ocurrió? ¿Dónde? ¿Cómo se desarrolló y cómo acabó?, ¿O no ha acabado aún? Todavía más importante: ¿por qué cree que ha acabado con usted enfadado, abatido, frustrado o triste?

- *Delibere*. Tras haber cubierto un tema, reflexione durante cinco minutos sobre lo que ha escrito y la situación que propició la entrada del diario. Si no le apetece por ser demasiado doloroso, vergonzoso, o lo que sea, sólo permítase sentir lo que pueda sobre su reacción hacia lo que ha escrito y use esto como información para futuras referencias. El deseo de evitar incluso el pensamiento sobre un cierto tema o recuerdo es una clave infalible de lo que es emocionalmente rico y podría ser fuente de síntomas para usted.

- *Vuelva al tema*. Vuelva al espacio en blanco bajo la primera línea del tema. Ahora escriba cómo era realmente la situación. Lo que la mente liberada escribe ahora es a menudo bastante diferente a lo que escribió por primera vez. Fíjese en las diferencias del ejemplo de la página 157.

- *Vuelva a leer la entrada del diario*. Si recopilar información le llevó por un camino diferente al que creía que iba a seguir, intente encontrar el significado en la diferencia entre lo que eligió para la primera descripción y lo que escribió tras deliberar. Luego pase al final de esta entrada del diario, deje una línea en blanco, y escriba una breve explicación de las diferencias clave y por qué cree que se han dado.

No necesita limitar el diario a las tareas o bloques de tiempo de su programa. Si encuentra un problema peliagudo o atraviesa una epifanía, o le ha venido la inspiración de repente, en cualquier caso, coja el diario y escriba. Pero cíñase al formato utilizado en las entradas del diario asignadas.

El contenido de su diario no va a ser *The New Yorker*. Se supone que no le interesa a nadie salvo a usted. Malgastará el tiempo si pule las frases. No sacará buenas notas, aquí no. No vuelva a escribir para mostrar los hechos más claros; de hecho, podría haber un cierto significado en las cosas erróneas. Si los detalles le vienen con facilidad, pues perfecto. Si no, escriba lo que recuerde. Si se topa con un episodio confuso, es igual de útil escribir lo que podría haber ocurrido. A veces la percepción de un hecho, no el hecho en sí, es lo que causa el dolor emocional.

Si de repente siente la urgencia de cambiar algo de lo que escribió, está bien. Tache con una línea el viejo pasaje y escriba el material nuevo por encima. Recuerde, debería ser capaz de leer ambas versiones. Esta es la razón de recomendar la inversión en una libreta de interlineado amplio o con doble espacio. Luego volverá a leer las entradas del diario, y una tarea será extraer el sentido de estos cambios.

Tema: más humillación en la oficina.

Tema visto de nuevo: no me tragué mi ira otra vez.

Lo primero que veo cuando entro en la oficina de John es el humillante póster de Marilyn Monroe pegado en la pared. Me siento como en un vestuario más que en una oficina. John ladra: "¿qué quieres?". Me siento como una niña. Le entrego la memoria para que la firme, pero a medio camino se acerca y me coge el trasero como siempre. Yo me intento liberar, pero piensa que lo hago porque me gusta. Le entrego la memoria pero él está acariciando mi trasero. Creo que lo que dijo fue: "cómo estás... ¡presume!". Me puse roja y podía sentir que el dolor empezaba en la parte posterior de mi cuello. Intenté que prestase atención a la memoria diciendo: "el Sr. Johnson necesita que firme esta memoria tras haberla revisado". Pero noto su respiración sobre mi cuello rígido y dice: "si lo has hecho tú, ¿para qué me voy a complicar?". Eso me puso realmente furiosa. Finalmente reuní el valor para decir: "no me pagan para saber lo que quiere el Sr. Johnson". Al final vio que estaba enfadada, me dejó ir, y lo firmó. Mientras salía me pidió que le llenase la taza de café. Le ignoré como si no le hubiese oído. Pero por supuesto que le traje el café, y lo puse en su mesa cuando había salido. Dos en un día es demasiado.

Ya ves, no se trata de mi humillación. Se trata de mi enfado por el modo en que me trata John y por mostrar un poco de esa ira. A la próxima, en vez de sentirme humillada, creo que me puedo enfadar con John por intentar humillarme. Esto es mucho más adecuado.

TAREAS DE ESCRITURA DEL DIARIO

En el Organizador de Tareas (Capítulo 10), asignaremos tiempo para escribir el diario cada día. Es importante cumplir toda la escritura asignada, si es posible, en el período asignado. De todos modos, si hay más en su mente de lo que quiere escribir en el diario a la vez, escríbalo. Usted se conoce mejor que nadie (y se conocerá cada vez mejor) y si piensa que algo es apropiado para su diario, pues lo es.

LÍNEA CRONOLÓGICA DE LA FIBROMIALGIA

Las siguientes tablas le pueden ayudar a encontrar indicios significativos de fuentes o traumas de acontecimientos emocionales que hayan contribuido o aún contribuyan a la fibromialgia. En el Registro Histórico de Mis Hitos Clave, en la siguiente página, rellene las fechas requeridas. Intente que los años sean los correctos sin perder mucho tiempo para pensar. Con aproximarse en los meses es suficiente. Más tarde, si ve que unas fechas más precisas son importantes para algo que quiere explorar, tal vez pueda consultar con otras personas o mirar en álbumes familiares para concretar tales fechas. Cuando haya acabado, siga las instrucciones para Mi Línea Cronológica de la Fibromialgia en la página 161. Recuerde, reflexionar sobre el impacto emocional de cada uno de estos acontecimientos es el aspecto más importante de este ejercicio. Requiere tanta concentración como pueda conseguir.

Mi nombre familiar para la fibromialgia:

Acontecimiento	Mes aprox.	Año	Impacto emocional en una escala de 0 a 10 (0 = máximo dolor, 10 = máximo placer)
Mi nacimiento			
Acontecimiento más temprano que recuerdo			
Graduación en el instituto			
Graduación en la universidad			
Matrimonio(s)			
Nacimiento(s)			
Separación/Divorcio(s)			
Muerte de padre			
Muerte de madre			
Muerte de un hermano (nombre)			
Muerte de persona importante			
Acontecimiento muy negativo en mi vida (no especificado en otro lugar de la tabla)			
Acontecimiento muy negativo en mi familia (no especificado en otro lugar de la tabla)			
Probable comienzo de la fibromialgia			
Diagnóstico de la fibromialgia			
Grandes accidentes o traumas relacionados conmigo (nombre el acontecimiento)			

Acontecimiento	Mes aprox.	Año	Impacto emocional en una escala de 0 a 10 (0 = máximo dolor, 10 = máximo placer)
Grandes accidentes o traumas relacionados con mi familia (nombre del acontecimiento y el familiar)			
Grandes enfermedades que he pasado (nombre de la enfermedad)			
Grandes enfermedades que han pasado mis familiares (nombre de la enfermedad y el familiar)			
Comienzo de trabajo(s) importante(s)			
Fecha en que dejé el trabajo(s)			
Fecha en que se me expulsó del trabajo(s)			
Otros acontecimientos significativos (describa)			

Ahora, en referencia a la anotación anterior, introduzca acontecimientos significativos en Mi Línea Cronológica de la Fibromialgia, en la siguiente página, en orden cronológico. Rodee con un círculo rojo la fila que contenga la entrada en la que probablemente empezó a sentir síntomas de fibromialgia. Estudie la línea cronológica de las posibles relaciones que usted o su doctor podrían no haber visto antes. Más tarde le asignaremos una tarea para el diario que se basa en datos y correlaciones presentadas en esta tabla.

REGISTRO HISTÓRICO DE MIS HITOS CLAVE			
Acontecimiento	Mes aprox.	Año	Impacto emocional en una escala de 0 a 10 (0 = máximo dolor, 10 = máximo placer)

HABLE CONSIGO MISMO

Además de escribir en el diario, puede ayudar a sanar la fibromialgia mediante la charla directa con su cerebro como si éste pudiese escuchar y responder (de hecho, puede). Probablemente ya lo haga de alguna manera, como: "oye, cerebro, empieza a trabajar. Tengo que recoger a los niños en veinte minutos". Con un pequeño esfuerzo, podemos adecuar esta técnica a su arsenal contra la fibromialgia. Es otra manera de activar la mente consciente para reforzar la inconsciente. Puede obtener muchos de los mismos resultados que con la meditación y el diario, pero ya que el hablar puede ser completamente interior, es más fácil hacerlo sobre la marcha.

La Dra. Selfridge empieza a veces una conversación con su propia mente: "Me hiero. Sabes que me estoy hiriendo. Cuando me hiero, significa que estás escondiendo ira de nuevo. ¿Qué es ahora?". Tiene una lista de posibles agravantes sobre los que elegir, en la que se incluyen las relaciones con sus dos hijas, un ex marido, y un gran grupo de administradores médicos. Mientras su mente repasa la lista, el dolor desparece por sí mismo. Se dice a sí misma: "Se ha ido. No sé cuál era el gran motivo, pero me siento mejor ahora". Dice que ocurre cada vez que utiliza esta autocharla.

Cynthia aprendió la técnica de la Dra. Selfridge y funciona igual de rápido con ella. Cuando siente dolor, ordena a su cerebro: "¡páralo!". Si el dolor persiste, se imagina que debe haber una causa más importante que lo provoca. Así pues, como ella dice: "voy más allá". Pregunta a su mente:

"¿por qué me haces esto? Tengo un cuerpo y una mente fuertes. Esto no tendría que estar ocurriéndome". La mayoría de las veces, se detiene este proceso. Cynthia dice que fue capaz de invertir la situación (y deshacerse de los dolores de la fibromialgia) en sólo cuarenta y ocho horas después de que la Dra. Selfridge la introdujese en la meditación, el diario y la autocharla. Para ella, la autocharla era la más efectiva de las tres.

Revise algunos de estos enunciados de autocharla y úselos o idee unos propios.

"Oye, cerebro, sé lo que quieres. Esto es fibromialgia y no vas a engañarme".

"Sé que este dolor es una emoción que intenta salir fuera. Sé que es temporal, benigno y reversible. Puedo hacer lo que se me antoje".

"Me pregunto qué emoción tan peliaguda y enorme es tan increíblemente importante ahora mismo en mi mente subconsciente que requiere este síntoma físico para distraerme".

"Vale, me duele el cuello. ¿Qué es ahora? ¿Ira, furia, miedo, angustia? No lo sé con certeza pero tiene que ser una de ellas para doler así. ".

"Uf. Estoy cansado. Algo emocional hay detrás. Me pregunto qué es".

El articular en voz alta las órdenes mejora su poder e inmediatez, pero si hay gente con usted, puede decirlo sólo en su cabeza. Cualquier cosa que diga, dígala en serio. No se prometa cosas que no será capaz de cumplir. Las expectativas incumplidas podrían volver a acosarle en forma de angustia o vergüenza.

Se sorprendería de lo bien y lo rápido que funciona la autocharla. Recuerde, cualquier pensamiento o creencia que tenga, implica un cambio químico en el cerebro. Cambie sus pensamientos y creencias, y la química cambiará también. Ya sabemos que cambiar la química del cerebro cambia las respuestas corporales. Esto significa que se puede curar con las palabras.

VISUALIZACIÓN

La visualización es una técnica popular hoy en día, con muchos gurús profesionales del campo de la motivación. Enseñan a empresarios y futbolistas cómo visualizar una gran venta o un gol para ganar un partido. Ya que la utilizan para mejorar sus rendimientos, nosotros podemos usarla para mejorar nuestra salud. En ella se encuentra con las emociones a la puerta del inconsciente al cambiar ambos, las emociones y el inconsciente, por imágenes concretas.

Mientras que la autocharla es bastante literal y ocurre en la parte izquierda del cerebro (como escribir el diario), la visualización es más simbólica, se realiza en la parte derecha. En lugar de usar palabras para dirigirse al cerebro, cree una imagen realista o simbólica del problema causante del dolor. Si se siente cómodo con el realismo, intente ver con el ojo de su mente a la persona o situación causante de la ira. Si prefiere los símbolos, imagine la emoción con forma de cerdo, asno, diablo, montaña, algo con lo que se identifique para poder actuar. Una vez imaginada la causa del problema, intente visualizar una solución. Si es realista o simbólico, no importa; lo importante es imaginarse a usted mismo deshaciéndose de ella. Golpee al asno o destroce la montaña en su visión mental. Haga una película de esto. Mire cómo ocurre. Permítase sentir satisfacción con el final que le haga feliz.

Georgia aprendió la visualización de un psicólogo clínico del dolor. Pero no alivió totalmente su dolor hasta que la Dra. Selfridge le explicó la dinámica de la fibromialgia. Una vez entendió lo que estaban haciendo sus emociones reprimidas, pudo visualizarse sana. Cuando un nuevo dolor le ataca (incluso siendo breve) visualiza una fea roca próxima a una laguna calmada. Ella tiene preparada esa imagen en su mente, con lo que le cuesta un microsegundo visualizarla gráficamente. Una vez está ahí, todo lo que hace es alcanzar y lanzar la piedra tan lejos como puede dentro del agua y el dolor se va. Ella aún usa la visualización simbólica con asiduidad, y cree que la utilizará para estar sana el resto de su vida.

La Dra. Selfridge imagina sus emociones como un travieso monstruo al que busca en las profundidades del oscuro bosque de su mente inconsciente. El monstruo insiste en jugar al escondite, así no lo puede encontrar, pero aún así, sus síntomas desaparecen.

Si usara la visualización simbólica, ¿qué imagen equivalente a la roca de Georgia y al monstruo de Nancy elegiría? ¿Qué haría con esa imagen para deshacerse del dolor? Inténtelo. Pruebe cómo le hace sentir. Usted mate siempre a la bestia.

Experimente ahora todas las técnicas aprendidas en este capítulo:

- En su diario, escriba órdenes para reducir considera-
blemente la ira más fuerte de ayer.

- Hable consigo mismo en voz alta usando el estilo de
su diario. Mire si puede tener una autocharla sobre
problemas como el actual y aún más enrevesados.

- Visualice y dibuje en su diario (o describa con palabras si no se le da muy bien dibujar) una imagen realista o series de imágenes, que muestren cómo le
hacían sentir la ira, vergüenza o angustia pasada respecto a un acontecimiento.

- Visualice y dibuje (o describa con palabras) una imagen o series de imágenes realistas que muestren el
momento mencionado, o cualquier otra emoción
fuerte que haya sentido recientemente.

Mientras antiguos pacientes de fibromialgia utilizan la
autocharla y la visualización con grandes efectos, nosotros
no las hemos programado extensivamente, ya que sus resultados son a veces más lentos si los comparamos con la
meditación y el diario en los primeros pasos para deshacerse de la fibromialgia. Pero una vez se sienta cómodo
usando éstas otras herramientas, le sugerimos que use una
o varias espontáneamente cada vez que lo necesite, no sólo
durante las sesiones formales de recuperación.

TIEMPO PARA EL DIARIO, LA AUTOCHARLA O LA VISUALIZACIÓN
Habrá días en los que esté enfadado, dolorido, cansado o
no tengas ganas de nada. Siga con el diario, la meditación

y otras tareas asignadas para esos días. Los días en que esté más bajo de ánimo, podría hacer los mayores avances. Aférrese a eso y recupérese.

Mientras esté trabajando activamente para vencer la fibromialgia, es importante ceñirse en la medida de lo posible a un programa que le permita extraer el máximo de energía para sus tareas. Hemos recomendado dos sesiones de trabajo diarias. Acostúmbrese a escribir en el diario durante una o ambas de ellas. No hay nada malo en cambiar la organización un poco; sólo asegúrese de que emplea todo el tiempo necesario cada día señalado.

VUELVA A LEER EL DIARIO

Al final de cada semana:

- Relea las entradas semanales del diario.

- Anote en rojo los posibles motivos de cualquier cambio que haya hecho.

- Marque con círculos rojos los lugares donde cree ahora que debería haberse enfadado, pero no lo hizo.

- Subraye en rojo las palabras o frases que le sugieran ira, como: ladrar, destruir, reventar, fracasar, estallar, destrozar, desintegrar, deshacerse de, romper, destruir, asqueroso, desgracia, evitar, explotar, aplastar, golpear, patear, gritar, abofetear, pegar, chillar.

Resuma estas observaciones en cada entrada del diario. ¿Qué clase de cambios hizo? ¿Hay un patrón en ellos? ¿Hizo cambios para agudizar su punto de vista? ¿Suavizaron los cambios su actitud inicial? ¿Fue más duro con la gente la primera o la segunda vez? ¿Fue más duro consigo mismo la primera o la segunda vez? ¿Por qué? Esto constituye un gran material sobre el que trabajar en el diario.

Como parte de cada sesión de resumen semanal, considere cada palabra subrayada en rojo como indicador de ira y fíjese si está claro ahora por qué la ira se quedó postrada en el subconsciente. Al resaltar y analizar cada incidente detonador, ¿aprendió algo que podría ayudarle en el futuro? ¿Puede extraer alguna palabra o línea que sea un acierto, para ayudarle a recordar y utilizar lo aprendido?

Piense luego en cada fragmento señalado con un círculo. Ha identificado una situación en donde debería haberse enfadado. De hecho, probablemente se enfadó, pero sólo en su interior, lo que significa que ha enterrado ira en su subconsciente, donde se tornó más peligrosa para su salud. Incluso una vez que se haya librado de la fibromialgia querrá estar alerta para esas situaciones marcadas, y asegurarse de desactivar la ira antes de que motive algo en su subconsciente. Acostúmbrese a examinar las situaciones marcadas cuando experimente cualquier síntoma menor de fibromialgia.

Mientras relee cada entrada semanal del diario, recréese en algunos de los recuerdos favoritos agradables. La vida es demasiado corta como para no gozar cuando se presenta la ocasión, y si está contento se activarán hormonas saludables. En cada una de esas revisiones semanales, invierta los últimos quince minutos en examinar y detallar los recuerdos más felices.

REVISIÓN DE CÓMO ESCRIBIR EL DIARIO

Al final de cada semana, vuelva a comprobar su progreso. Si lo que ha estado haciendo con el diario hasta ahora le funciona, continúe. Entendemos por "funcionar" el que haya descubierto fuertes sentimientos de los que no estuviera al tanto y que esté empezando a desarrollar armas para hacer frente a lo que está hallando, o que al buscar regularmente esos sentimientos haya ahuyentado algunos de sus síntomas.

Si aún no ha notado ningún cambio, le interesaría añadir alguna revisión. Eso podría marcar la diferencia (incluso si se siente mejor, podría querer añadirla a su arsenal).

Debe hacer esto: elija un tema. Invierta de cinco a diez minutos observando las entradas semanales del diario, especialmente donde haya remarcado en rojo palabras de ira y situaciones donde podría haber expresado ira, y elija una de ellas como tema. Si no puede encontrar grandes y jugosos ejemplos de ira, tanto expresada como suprimida, mire todo lo que escribió en la última semana y elija lo que más le molesta todavía.

Ponga fecha a la próxima página vacía de su diario que le quede a la izquierda y escriba "sin revisar" en lo más alto, seguido de su tema. Deje la próxima línea en blanco salvo por un número del uno al diez para el Índice de Frustración del momento presente, o de cuando anotó el tema en su diario. A continuación encontrará una lista con definiciones para cada nivel del Índice de Frustración.

ÍNDICE FRUSTRACIÓN

1 - Sentirse bien, muy bien.

2 - La vida va bien.

3 - La vida sigue correctamente.

4 - No siento mucha ira.

5 - Estoy lo suficientemente enfadado como para querer salir de esta situación ahora.

6 - Estoy lo suficientemente enfadado como para apretar mis puños y/o hacer rechinar mis dientes.

7 - Estoy lo suficientemente enfadado como para escuchar cómo late mi corazón y sentir como mi cara enrojece.

8 - Estoy frustrado hasta el punto de no ser capaz de pensar con claridad.

9 - Estoy como para hacer un agujero en la pared de un puñetazo.

10 - Me siento preparado para coger un ladrillo y causar desperfectos.

Ahora imagine que va a grabar un pequeño vídeo sobre el acontecimiento escogido. Esboce la situación como ocurrió en realidad, o como si ocurriera de acuerdo al modo indicado en su diario. Incluya bastantes detalles como para que todo el mundo pueda ver qué está pasando: "la oficina de John, en donde un póster absurdo de Marilyn Monroe está colgado en la pared. Jane entra. John se levanta de la silla, se acerca rápidamente a Jane, y ladra con gran sonoridad: '¿qué quieres?' y alcanza a Jane para agarrarle el culo".

En la otra página, escriba la fecha, ponga "Revisión" y una nueva descripción del tema. Desarrolle el nuevo tema subjetivo, optimista y triunfante. Si no le salen las palabras, añada: "ahora, gano yo" al tema original.

Ahora, escena a escena o línea a línea, vuelva a escribir el texto para darle un toque alegre. Usted es el escritor y el director. Esto es ficción. Haga que sus personajes se comporten tal y como le gustaría, y cambie el entorno a su gusto. Puede incluso cambiar el drama por comedia mientras en esta versión triunfe con rotundidad. Puede despedazar o matar a ese tipo. Puede correr un kilómetro en dos minutos. Puede volar. Sólo le imponemos dos normas: usted triunfa, y no incluya sus síntomas en la nueva versión.

Aquí le indicamos cómo puede volver a escribir el ejemplo anterior, empezando por donde John le pone la mano encima. "Esquivo su mano sobona y deslizo suavemente la memoria del Sr. Johnson hacia donde pueda arrugarla antes de tocar mi falda. Él ve el nombre de Johnson en la memoria y se queda helado (Johnson es un auténtico maniático de la pulcritud, incluso en las memorias de la empresa).

"Le digo: el Sr. Johnson necesita que firme esta memoria tras haberla revisado".

"John dice: ¿ya la has revisado tú? Si la firmo debes garantizarme que no me meteré en líos, ¿vale?".

"Le digo: la he revisado pero no estoy al tanto de lo que Johnson quiere. Ese es su trabajo".

"John protesta: no es verdad. Esa es la razón de tener chicas atractivas, para que nos hagan felices y nos mantengan alejados de problemas".

"Los ojos de John no están en la memoria, sino donde suele dejar su mano izquierda firmemente afianzada, en mi trasero. Él dice: "Estás de miedo, nena, deberías enorgullecerte. Nada de lo que avergonzarse, ¿verdad? Una obra de arte. Dos obras de arte, en realidad".

"John se las apaña para poner su nombre en el documento, y mientras me lo da, me toca un par de veces y me dice: mi taza de café se ha quedado seca".

"Me giro y le digo con una gran sonrisa burlona: no necesitará café nunca más. En la memoria del Sr. Johnson ha dado el visto bueno para que le despida sin previo aviso y sin indemnización. Adiós, perdedor".

Vuelva rápidamente a evaluar su frustración y póngale un nuevo número entre el 0 y el 10. Si no tiene dos puntos menos, como mínimo, revise el guión de nuevo. Ahora satisfaga realmente sus fantasías. Si cree que no sintió ira, vergüenza o angustia, ¡invéntese algo y póngalo en la página!

¿De qué va toda esta función? Es para que se dé cuenta de que no necesita combatir una situación problemática para confrontar sus emociones escondidas. Es una manera segura de tratar con una ira tan punzante que no podía mostrarla cuándo aconteció, de desahogar la rabia que había estado bullendo desde entonces, de impedir que fomentara la fibromialgia. Si esto es lo que hay, siga revisando. Con la práctica se imaginará la ira muy lejos con tanta rapidez que puede ser automático, como alcanzar y apartar un mechón de pelo de sus ojos.

Recuerde, confrontando así su ira no juzga si el motivo está bien o mal, si es moral o inmoral, ético o indecente, o si usted o la otra persona son el bueno o el malo. Tras todo esto, no juzgue si toma una aspirina para el dolor de cabeza. Poner el sentimiento en su lugar es el objetivo. Reflexionar sobre ello de todas las maneras posibles es suficiente. Aún es una persona libre para hacer juicios morales y éticos. Nuestros métodos no cambian nada en su concepción del bien y el mal, o sobre su habilidad de debatir, argumentar, tomar decisiones o cualquier otra cosa. Lo único que hace es invertir tiempo reconociendo lo que lleva la fibromialgia hasta su cuerpo y (lo más importante) lo que echa a la fibromialgia fuera de su cuerpo.

PONGA A TRABAJAR SUS SUEÑOS

Esperamos que en este punto se haya convencido de que el fin de la fibromialgia está en sus manos, así como en el corazón, la cabeza y cada una de las demás partes, internas o externas, mentales o físicas. Aunque pensamos en nuestros cuerpos, cerebros y mentes como partes separadas, trabajan y se enfrentan al mundo como una sola unidad. No es de extrañar, pues, que muchos médicos nos aconsejen prestar atención a nuestros sueños. Son ventanas a través de las que podemos ver lo que pasa en nuestros cuerpos.

En sus muchos libros, Deepak Chopra apunta a los sueños como señales de la salud en general. La bioquímica Candace Pert incluye datos significativos sobre sueños en su libro *Molecules of Emotion* (Moléculas de Emoción).

¿DE DÓNDE VIENEN LOS SUEÑOS?

La Dra. Pert explica que cuando una persona sueña, la mente y el cuerpo funcionan como una red "que se recoge cada noche para el próximo día".[50] Añade que durante un sueño, "partes diferentes de nuestro cuerpo y nuestra mente intercambian informaciones, el contenido de las cuales alcanza la conciencia en forma de historia con argumento y personajes incluidos, dibujados en el lenguaje de nuestra conciencia diaria".

Esta regeneración que tiene lugar durante nuestros sueños incluye un número increíble de procesos químicos y eléctricos. En uno de ellos, los neuropéptidos, las moléculas mensajeras portadoras de emociones e informaciones, "inundan el sistema y hacen que los receptores inicien actividades necesarias para la homeostasis, o vuelven a la normalidad". Mientras el cuerpo trabaja en volver a poner en óptimas condiciones todos sus circuitos sensitivos y procesos químicos, "la información sobre estos reajustes entra en su conciencia en forma de sueño, y ya que se trata de sustancias bioquímicas emotivas, el sueño no tiene sólo contenido, sino también sentimiento".

La Dra. Pert explica cómo los sueños nos pueden ayudar a liberarnos de la fibromialgia: "Las emociones fuertes que no se procesan a fondo se almacenan a escala celular. Por la noche, alguna de esta información almacenada se libera y se le permite llegar a nuestra conciencia en forma de sueño". Dejar entrar esas emociones en nuestra conciencia y luego despacharlas, dice la Dra. Pert, es lo que nos ayuda a recuperarnos. "Capturar ese sueño y volver a experimentar las emociones puede ser fortaleciente, ya que o bien se integra la información y se desarrolla o bien se decide actuar en aras del perdón y se la deja ir".[50] Los cuerpos de los pacientes de fibromialgia sienten el dolor de las sustancias bioquímicas liberadas por nuestras emociones, particularmente las de la ira no procesada. Así los sueños son oportunidades específicas que se necesitan para este procesamiento.

La mayoría de las personas sueña con símbolos, meros indicios de los miedos y situaciones que provocaron sentimientos intensos. Pero a veces un sueño transmite directamente un mensaje. Una paciente de la consulta de la Dra. Selfridge, que prestaba poca atención a sus sueños, llegó para un chequeo rutinario y pidió un examen de azúcar en la sangre. La Dra. Selfridge le preguntó por qué, ya que la paciente no tenía ningún síntoma de enfermedad, ni historia familiar de tal enfermedad, ni factores de riesgo para ello. La paciente dijo que había soñado la noche anterior que era diabética. La Dra. Selfridge hizo la prueba, y con total seguridad, encontró diabetes.

Muchas de las víctimas de fibromialgia de la Dra. Selfridge al principio dicen que no sueñan. Ciertamente, todos soñamos, pero algunos no recordamos conscientemente los sueños tras despertarnos. A menudo sucede porque nuestro sueño saca a la luz una emoción reprimida que nos habíamos forzado a olvidar. Algunos aprendimos de jóvenes a olvidar nuestros sueños ya que nos asustaban enormemente en la etapa más temprana de nuestra vida. La mayoría podemos volver a adquirir la habilidad de recordar lo soñado, aunque primero necesita convencerse de que, como adulto, puede controlar lo que le asustaba de niño.

COMO EMPEZAR A APROVECHAR SUS SUEÑOS

Unas simples técnicas pueden ayudarle a aprovechar sus sueños para ayudar a la curación de la fibromialgia.

- Decida firmemente que desde ahora escribirá los momentos clave de sus sueños.

- Decida que lo hará cada vez que se despierte, bien por la mañana, bien en mitad de la noche.

- Ponga su diario junto a la mesilla de noche o en una silla al lado de la cama. (Si por privacidad no quiere hacer esto, compre otra libreta para apuntar los sueños.

- Deje dos bolígrafos cerca del diario (uno para cuando se quede irremediablemente sin tinta).

Decida antes de acostarse, que va a recordar sus sueños. Si es necesario, utilice la autocharla para convencerse de que puede hacerlo.

- Mientras se queda dormido, piense en algo placentero sobre lo que le gustaría soñar (Si tiende a no recordar los sueños, visualice el sueño).

- Cuando se despierte coja inmediatamente el bolígrafo y el diario. Anote lo que venga a la mente, tanto si parece como si no, que está escribiendo sobre un sueño. Incluso si sólo recuerda unas pocas escenas o una emoción, escriba inmediatamente lo que recuerde. Si no se acuerda de nada, improvise, lo primero que le venga a la mente estará probablemente relacionado con lo que soñó.

- Cada día recordará mejor sus sueños.

Si siente que necesita más ayuda para descifrar sus sueños, lea *Exploring the World of Lucid Dreaming* (El Mundo del Sueño Lúcido), de Stephen LaBerge y Howard Rheinglold. Es como un libro de cocina, con muchas recetas diferentes para empezar a soñar.

QUÉ HACER CON LOS SUEÑOS

Para que tenga precaución: tras haber hecho el primer movimiento hacia la liberación de la fibromialgia, podrá soñar más intensamente. Al principio puede parecer aterrador, incluso si no se asusta de sus sueños. En este nivel de curación, empieza a sacar a la luz algo de ira, y ésta encuentra su camino en los sueños. Hacer frente a tales emociones desagradables no es divertido, incluso en un sueño.

A medida que los pacientes se acercan a su recuperación, los sueños tienden a ser menos amenazantes. Tal vez se sientan más cómodos con sus emociones. Tal vez haya menos incidentes amenazantes y gente a la que hacer frente. Aún más, los sueños son un canal más saludable y aceptable para el subconsciente que los síntomas físicos, ¡que fluyan entonces!

Glenda es un ejemplo. Sabe bien lo que es tener sueños aterradores. Incluso tras su recuperación tuvo sueños amenazantes. Pero ahora ha aprendido a esperarlos, los usa como armas (como un "fibro lugar") para ayudarla a mantenerse libre de la fibromialgia. Ella aconseja: "tras cada sueño, pero especialmente los que asustan, examina lo que te asustó. ¿Te perseguía un enemigo? ¿Qué enemigo?". Una vez puede poner un nombre a la cara del enemigo, Glenda encuentra fácil reducir la amenaza.

Para muchas personas, escribir sus sueños con todo detalle basta para disipar las emociones problemáticas que les embargan. Otras personas necesitan trabajar duro para evitar censurar sus recuerdos del sueño, especialmente los eróticos, violentos o muy dramáticos. Si le acecha la autocensura, acuérdese de que son los sueños los que le hablan, no al revés. Conviértase en reportero. Escriba lo que le dicen sus sueños, no lo que le dictan sus inhibiciones.

Una vez haya escrito lo que recuerda, con tantos detalles como le sea posible, lea lo escrito. Los sueños podrían estar hablando a través de símbolos, abstracciones, o parábolas, así pues, observe con detenimiento. Un sueño erótico podría no ser sobre sexo. Un sueño vergonzoso podría tener menos que ver con un incidente que con una actitud. A ver si puede imaginar lo que significan para usted. Si no puede, no se preocupe; sólo el hecho de analizarlo cuidadosamente en su mente es, a menudo, toda la atención que tiene que prestar. No queremos hacer cirugía cerebral aquí, sino poner todas las armas posibles a su servicio.

No piense que sus sueños tienen que ser dramáticos o terribles para ser armas útiles. A veces los sueños más corrientes le pueden poner sobre la pista de alguna emoción o necesidad importante. Intente adentrarse en los detalles para ver si hay algo más sustancioso escondiéndose ahí. Pero dese cuenta de que hay también sueños de "mantenimiento", que no son más que el cuerpo y el cerebro en actividad, moviendo moléculas para preparar el próximo día de trabajo.

CÓMO REDIRIGIR LOS SUEÑOS

Una vez se haya familiarizado con el arte de contemplar los sueños, puede usarlos para que le orienten hacia la recuperación. Puede hacerlo estructurando deliberadamente los temas que aparecen en sus sueños. Glenda encuentra los sueños tan importantes, que los considera "mensajes de Dios que despejan mi mente, y me dicen cómo son las cosas". Ella confía en ellos para tener una mayor perspectiva, y echa una mano a Dios preparándose a sí misma para soñar sobre cosas que cree que necesita investigar. A menudo reconstruye parte de su historia: "¿y si hubiese hecho esto? ¿Y si hubiese hecho aquello?", se pregunta mientras concilia el sueño. Volver a escribir los incidentes del pasado es el modo de redirigir los sueños de Glenda.

Redirigir los sueños es sorprendentemente fácil. Se hace así: mientras se prepara para irse a dormir, piense en una persona, lugar o incidente sobre el que le gustaría soñar. Mientras se esté metiendo en la cama, considere un par de componentes tangibles que podrían aparecer en el sueño. No intente escribir un argumento; sólo visualice quién o qué quiere que esté presente con usted. Si la localización es importante, visualice dónde debería estar el sueño. Asegúrese de que el bolígrafo y el diario están a su alcance antes de dormirse.

Con el tiempo, querrá incluir en el sueño muchas claves, pero al principio bastan dos o tres.

Usar los sueños para ganar una perspectiva que ayude a guiarnos en esta vida probablemente no es algo que haya hecho con anterioridad. Hay pocas normas, y no debe haber implicada ninguna persona ajena. Ya que se ocupa de su propio tratamiento, no tiene que confiar en ninguna otra persona. Sólo tiene que confiar en usted mismo.

Hilda recuerda que le llevó un tiempo encontrarle sentido a todo esto. "Pensaba que la idea de que las emociones causaban síntomas físicos, era un poco estúpida. No creía estar enfadada con nadie". Pero decidió probar nuestro programa para sanar. "Entonces una noche tras una llamada de teléfono me di cuenta de que estaba enfadada con esta persona a la que quiero. Y esa noche tuve otra de mis pesadillas recurrentes, sólo por la mañana me di cuenta de que se centraba en esa misma persona. Me di cuenta de repente de que cuando hablaba durante mucho rato con esta persona, tenía un sueño de esta clase por la noche".

Poco después, Hilda intentó la técnica de redirigir sus sueños. Pensó en ese mal sueño antes de irse a dormir, y cambió el final para que se convirtiese en lo que ella quería. Nos cuenta: "fue la primera vez que fui capaz de convertir un sueño en positivo. Me levanté liberada de ese horrible sentimiento que solía tener los días posteriores. Y los síntomas de mi fibromialgia desaparecieron".

Nancy se dio cuenta de que podía confiar en un sueño recurrente en el que era perseguida en todo tipo de lugares cuando se sentía bajo presión porque tenía que rendir al máximo, primero en la escuela, y especialmente cuando se acercaba algún examen. Los sueños continuaron, aunque con menor frecuencia, cuando iba a empezar a trabajar como médico. Decidió apuntar sus sueños cuando leyó que podrían arrojar algo de luz sobre su mente subconsciente. El diario funcionó bien para alimentar más recuerdos de sus sueños. Entonces, si pensaba en un problema antes de quedarse dormida, bien fuese un problema de pareja o un dilema de diagnóstico con uno de sus pacientes, y si preguntaba cuestiones específicas sobre el problema como: "¿qué enfermedad podría ser? ¿Qué puedo hacer para entenderlo?" Entonces con frecuencia sus sueños podrían contener pistas, respuestas totales o al menos, parciales.

Recientemente, Nancy estaba triste porque, en sus excursiones con bicicleta por la montaña, no podía dominar la técnica del "salto del conejo" para esquivar raíces, piedras y troncos. Una noche, antes de dormirse, pensó en la técnica y se preguntó cómo podía su cuerpo conseguir llevarla a cabo. Se recuerda soñando "durante toda la noche" saltando arriba y abajo escaleras con su bici de montaña, en su casa, en la Plaza de España en Roma y hasta lo alto de la Torre del Agua de Chicago. Al día siguiente supo lo que debía saber para hacer el salto del conejo. Se montó en su bici y pedaleó por la calle, saltando como un conejo, perfectamente.

Creemos que sus tareas con los sueños, la meditación y el diario colaboran para derrotar la fibromialgia. Demuestran su aceptación del hecho de que los síntomas físicos son motivados por sustancias químicas de la emoción. Pase tiempo cada día pensando sobre estas emociones de un modo estructurado, centrado, lo cual deja poco tiempo a pensar cómo hacer frente a los síntomas corporales. Con esto se envía un claro mensaje al cerebro de que los síntomas físicos ya no le van a distraer más de las emociones, y lo puede comprobar cada día. Los síntomas ya no tienen razón para existir, así que ¡se desvanecen!

PARTE 3

EL PLAN DE 5 SEMANAS

PARA CURARSE DE

LA FIBROMIALGIA

CAPÍTULO 10

SEMANA UNO:
PLAN PARA SANAR LA FIBROMIALGIA

Hemos explicado qué ocurre en su sistema cuerpo-mente que causa el sufrimiento. Le hemos dado las armas y técnicas para empezar su recuperación. Le hemos facilitado una perspectiva de lo que realizará en el tratamiento de las siguientes semanas. Ahora le podemos guiar en la organización de las tareas específicas de nuestro programa que le pueden llevar a la liberación de la fibromialgia.

CONSEJOS PARA ORGANIZAR LOS EJERCICIOS EMOCIONALES

Al principio, planee cinco semanas para los tratamientos de recuperación. Reserve dos horas aparte cada día. Si trabaja o estudia, le sugerimos que organice una sesión antes de ir a trabajar.

Muchas personas encuentran mejor organizar el primer ejercicio antes de empezar la ajetreada rutina de desayunar, vestirse, buscar cosas, y salir de casa. Si está en casa, la mejor hora por la mañana sería tras la mayor de las distracciones, como llevar a los niños al colegio o acostarles para la siesta.

La mejor hora para la segunda sesión del día es a menudo antes de irse a la cama. Otra hora a tener en cuenta es a última hora de la tarde, tras el trabajo o la escuela, pero definitivamente antes de la cena.

Asegúrese de que su pareja o cualquier miembro de la familia saben que va a tener "conversaciones importantes" con su cerebro y su cuerpo, por lo que no deben molestarle por nada, excepto por una emergencia.

CONSEJOS PARA MANTENERSE CENTRADO DURANTE LAS SESIONES

La primera semana es clave para su recuperación. Las actitudes e intensidad que adopte en este punto establecerán el tono de todo el tratamiento. Si cree que no es su tarea más importante en este momento (que otros aspectos de su vida merecen más atención) no se centrará en la recuperación. Hemos visto cómo varios pacientes de fibromialgia que se centraban únicamente en curarse, cambiaron su vida en cuestión de días. Aquellos que dejaron que los estudios, el trabajo o las relaciones fuesen su prioridad, retrasaron su recuperación durante meses o más.

No confunda estar centrado con el número de horas que se sienta a meditar o a escribir en el diario. Algunas personas descubrieron que podrían invertir media hora por sesión en vez de una hora, y aún así sanaron en pocas semanas. El truco es abordar con firmeza las sesiones de recuperación, y apartar de la mente todo pensamiento y preocupación que no estén indicados en la tabla de tareas. Apague o desconecte el teléfono. Apague el móvil o el busca si lo cree necesario. Quítese el reloj y póngalo donde no lo pueda ver. Llene el estómago previamente. Si le llegan ruidos de otros miembros de la casa que le distraen, ponga más alta la música ambiental neutra. Especialmente durante esta primera semana, dese el mayor número de oportunidades posibles para alcanzar la liberación de la fibromialgia.

No alargue cada sesión más de una hora. Si quiere más tiempo añada otra sesión al día. Si tras dos semanas de tratamiento ve que no se puede concentrar completamente durante sesenta minutos cada vez, pruebe a poner la alarma para sesiones de cuarenta y cinco minutos. Pero nunca reduzca el programa a menos de dos períodos de treinta minutos al día, y haga las sesiones así de cortas sólo si empieza a ver un buen progreso. Si decide acortar sus sesiones, escriba el nuevo plan en el Organizador de Tareas. Le ayudará a mantenerse centrado en el objetivo.

Use el Organizador para planificar sus actividades más importantes durante las cinco semanas. En algunas semanas daremos detalles más específicos basados en metas que queremos remarcar en cada semana.

TRABAJO QUE SE DEBERÍA COMPLETAR DURANTE LA SEMANA UNO

Lunes, mañana: ponga un nombre a la fibromialgia. También escríbalo en el Registro Histórico de mis Hitos Clave, y en el interior de la cubierta de su diario.

Lunes mañana y tarde, martes mañana: centre todas sus energías en recuperarse de la fibromialgia. Es muy importante, y para algunas personas requiere una práctica consciente y deliberada. Si se da cuenta de que su mente se aparta de la tarea asignada, añada "céntrate" delante de cada elemento escrito en el Organizador. Durante cada sesión desde ahora, tenga el Organizador a mano para recordarle lo vital que es centrarse en este trabajo de recuperación.

Lunes tarde: mientras lee este libro, es importante que apunte preguntas, comentarios y consejos para usted mismo mientras se le van ocurriendo. Si se queda sin espacio en los márgenes del libro, continúe en el diario. Asegúrese de fechar la entrada y la página a la que se refiere.

Asegúrese de entender todo lo que pone en este libro, incluyendo las notas en los márgenes. Acuda a la sección de Recursos para más información sobre temas específicos.

Martes tarde: con un lápiz, rellene el Organizador de Tareas.

Empiece el diario; el Capítulo 8 le mostrará cómo.

Miércoles mañana y tarde: si aún no ha rellenado el Organizador de Relaciones, Mi Pasado, Presente y Futuro libre de Fibromialgia, y Mi Línea Cronológica de Fibromialgia, rellénelo ahora. Si ya está, revíselo.

De martes a viernes por la noche: para comenzar formalmente su diario, al final de la segunda sesión de meditación en cada uno de estos días, invierta cinco minutos tranquilos en reflexionar sobre lo que ha significado para usted haber tomado esta decisión, sus dudas e intereses, así como sus esperanzas, planes y buenas sensaciones. Luego, empiece a escribir en el diario y acuérdese de ser concreto.

Jueves mañana: intente comprender durante un rato las nuevas perspectivas de sus respuestas en el Organizador de Relaciones. Se ha diseñado para centrar su atención en una gran fuente de emociones negativas, particularmente la ira que lleva a la fibromialgia: las personas de su vida y cómo se relaciona con ellas, cómo las ve, cómo cree que le ven ellos, las tensiones que existen entre usted y ellos, y lo que hacen para que se enfade. Hay estrés en las relaciones, incluso con aquellos a los que queremos. Ese estrés a menudo construye la ira. Cómo hacemos frente a esa ira puede determinar si enfermamos o no de fibromialgia. Lo bien y lo rápido que aquellos que sufrimos de fibromialgia nos las apañamos para curarla, depende a menudo de lo bien que compensamos el estrés y los agravantes de nuestras relaciones.

En el Organizador de Relaciones, se preguntó si tal o cual relación sobreviviría a su recuperación de la fibromialgia. Elija las entradas del organizador en que marcó "tal vez" en las columnas 4 y 5. Si hay más de una, empiece con la que está más arriba en la tabla.

Utilice la entrada de hoy de su diario para decidir por qué está tan inseguro sobre esta relación. Vuelva a la Línea Cronológica de Mi Fibromialgia (si no lo ha hecho antes, rellénela ahora). Mire si la relación empezó antes o después de la fibromialgia. Considere el tiempo en que empezó a sentir los efectos de la enfermedad, no la fecha en que le fue diagnosticada.

En esta sesión, intente descubrir si la relación sobrevivirá a la recuperación. Como parte de ese análisis, evalúe con cuidado el papel que esta persona desempeña en la generación de ira u otras emociones causantes de la fibromialgia. Esta es una parte clave de su programa de recuperación, y es de mayor ayuda cuanto más objetiva e imparcialmente evalúe a esa persona y la relación con ella.

Nancy se dio cuenta de que una relación con una persona significativa era la fuente de una de sus mayores angustias. Mientras seguía escribiendo en el diario sobre esta relación, surgieron toda clase de sentimientos, pero ninguno reconocible como ira. A pesar de esto, siguió escribiendo durante varios meses. Finalmente, volvió a leer lo primero que escribió y se dio cuenta de que sus sentimientos de enfado estaban ligeramente camuflados en asuntos de confianza y preocupación por los propios asuntos emocionales de esta persona.

No es inevitable que nuestra relación con nuestros seres más cercanos sean factores importantes en nuestro dolor de la fibromialgia. Algunas personas podrían ser estupendos ayudantes y podrían ayudar a distraer o desviar nuestras emociones hirientes. Pero a menudo la dinámica de una relación que empieza con un tono agradable de dos personas que comparten lo mismo, puede cambiar sutilmente con el paso del tiempo hasta que los cambios acumulados sean grandes y dramáticos. Busque este patrón en las relaciones que explora en este ejercicio, incluso si le cuesta reconocerlo.

Si hubiese una respuesta más fácil, se la daríamos. Pero no hay respuesta fácil. Si profundiza diligentemente, el diario podría ayudarle a acercarse a las emociones creadoras de la fibromialgia.

Ahora, ¡céntrese en empezar a sentirse mejor!

ORGANIZADOR DE TAREAS PARA LIBERARSE DE LA FIBROMIALGIA

	Lunes	Martes	Miercoles
MAÑANA **DURANTE** **60 MINUTOS** **DE** A	Dé un nombre a su fibromialgia. Escríbalo en la tapa interior de su diario. Empiece a releer este libro y tome notas en él.	Acabe de leer este libro. Tome notas en él. Haga una lista de otras lecturas y material de referencia que necesite para los temas que aún le sean difíciles de entender Si fuera necesario, arrégleselas para conseguir los libros y otras ayudas que necesite	Rellene el Organizador deRelaciones (Pág.76) con un lápiz.
TARDE **DURANTE** **60 MINUTOS** **DE** A	Continúe releyendo este libro. Haga más anotaciones en él. Si necesita más espacio para las notas, comentarios, preguntas, etc, utilice el diario.	Rellene el programa con lápiz. (Detalles en el Capítulo 4). Durante los últimos0 minutos, escriba en el diario el momento más emocionante del día y por qué fue emocionante (detalles en el Capítulo 8).	Rellene la parte A de Mi Pasado, Presente y Futuro Libre de Fibromialgia con tinta, más los elementos que pueda introducir en Mi Línea Cronológica de la Fibromialgia. Los detalles están en el Capítulo 4. Durante los últimos 30 minutos, escriba en el diario sobre el momento másdecepcionante del día y por qué fue tan decepcionante, además de otras entradas en el diario que crea importantes (detalles en el Capítulo 8).

Abajo encontrará un Organizador de Tareas parcialmente completado. Complete el resto y anote dónde y cuándo planeó empezar cada sesión. No se olvide de mantener al tanto de su programa a todo aquél que pudiera distraerle, y recuérdeles que no se le debe molestar durante esas sesiones.

Jueves	Viernes	Sabado/Domingo
Evalúe el Organizador de Relaciones Haga pequeñas anotaciones en la columna 6. Necesitará más espacio, así que tiene que hacerlas claras en su diario. Luego haga una entrada detallada en su diario sobre lo que ha aprendido del Organizador de Relaciones	Rellene la parte C de Mi pasado, Presente y Futuro Libre de Fibromialgia (Pág.91). Rellene la parte D del mismo formulario.	Invierta al menos una hora de cualquiera de los dos días en escribir una entrada en el diario sobre lo que ha aprendido en la Semana Uno para utilizarlo a lo largo de las demás semanas y alcanzar la liberación de la fibromiagia. También vuelva a mirar su diario de acuerdo con las directrices del Capítulo 9, y escriba una entrada sobre el proceso y lo que ha descubierto.
Rellene la parte B de Mi Pasado, Presente y Futuro Libre de Fibromialgia. No mire las respuestas de la Parte A. Use tinta (detalles en Capítulo 4). Durante los últimos 30 minutos, escriba en el diario el momento más emocionante del día y por qué fue emocionante, además de otras anotaciones en el diario (detalles en el Capítulo 8).	Reconsidere las respuestas de los formularios del Capítulo 4.Compare sus notas del libro con las respuestas de los formularios Durante los últimos 30 minutos, escriba en su diario sobre el momento más significativo del día, por qué fue significativo, y otrasentradas.	

ORGANIZADOR DE TAREAS PARA LIBERARSE DE LA FIBROMIALGIA

ENSEÑE A SU CEREBRO Y A SU CUERPO QUIEN ES JEFE

	Lunes	Martes	Miercoles
MAÑANA **DURANTE 60 MINUTOS DE** ___ **A** ___	Relea los Capítulos 3, 4 y 5 durante 30 minutos. Escriba en el diario durante 30 minutos sobre cosas de su vida que necesiten simplificación y cómo piensa simplificarlas.	Medite durante 30 minutos. (Detalles en Capítulo 6). Escriba en el diario durante 30 minutos sobre los objetivos de esta semana y utilice las respuestas de la hoja de trabajo de sus Hechos de la Fibromialgia (detalles en Capítulos 4 y 11).	Escriba durante 30 minutos sobre su meditación (detalles en Capítulos 6 y 8), Simplifique algo pequeño (detalles en el Capítulo 5).
TARDE **DURANTE 60 MINUTOS DE** ___ **A** ___	Medite 30 minutos (detalles en Capítulos 6 y 11). Simplifique algo pequeño (detalles en Capítulo 5). Intente eliminar durante 10 minutos los "tal vez" del Organizador de Relaciones (Pág.76).	Escriba en el diario sobre sus relaciones durante 30 minutos. Simplifique algo pequeño (detalles en Capítulo 5).	Medite 30 minutos (detalles en Capítulo 6). Practique la revisión del diario (al final del Capítulo 8).

Jueves	Viernes	Sabado/Domingo
Medite durante 30 minutos (detalles en Capítulo 6). Escriba durante 20-25 minutos sobre cómo va la campaña de simplificación semanal. Apunte cualquier reacción emocional que haya notado en usted.	Escriba sobre sus relaciones durante 30 minutos (detalles en Capítulo 11). Relea cualquier capítulo que aún no entienda o no comparta.	Invierta al menos una hora de cualquiera de los dos días en escribir en el diario. Durante 30 minutos, escriba sobre lo aprendido en la Semana 2 que le acerque a la liberación de la fibromialgia. Durante 30 minutos, relea las entradas del diario de la última semana y escriba sobre cualquier perspectiva nueva que vea en ellas.
Escriba en el diario durante 30 minutos las conexiones significativas que vea en Mi Línea Cronológica de la Fibromialgia Céntrese particularmente en sus emociones. Simplifique algo pequeño.	Medite 30 minutos (detalles en Capítulo 6). Simplifique algo pequeño. Evalúe lo positivo de las tareas de esta semana. Escriba sobre las cinco cosas que simplificó y su impacto en el progreso.	

ORGANIZADOR DE TAREAS PARA LIBERARSE DE LA FIBROMIALGIA

 ENSEÑE A SU CUERPO Y A SU MENTE A VIVIR CON LA IRA

	Lunes	Martes	Miercoles
MAÑANA **DURANTE** **60 MINUTOS** **DE** A ____	Haga meditación centrada en la ira de 20 a 25 minutos Céntrese en la ira reciente. (Detalles en Capítulos 6 y 7). Planifique en el diario la simplificación de algo más importante (detalles en Capítulo 5).	Haga meditación centrada en la ira de 20 a 25 minutos. Céntrese en la ira reciente. (Detalles en Capítulos 6 y 7). Escriba en el diario durante 20-25 minutos sobre los objetivos de esta semana y utilice para ello Mi Pasado, Mi Presente y Mi Futuro Libre de Fibromialgia (detalles en Capítulo 12).	Haga meditación centrada en la ira de 20 a 25 minutos. Céntrese en la ira del pasado. (Detalles en Capítulos 6 y 7). Escriba en el diario sobre la ira o los sueños durante 20-25 minutos.
TARDE **DURANTE** **60 MINUTOS** **DE** A ____	Vuelva a leer los Capítulos 3, 6, y 7. Durante 10 minutos, intente eliminar los "tal vez" del Organizador de Relaciones.	Escriba sobre la ira o los sueños durante 20-25 minutos. (Detalles en Capítulos 7 y 12). Trabaje con el diario en simplificar algo importante durante esta semana	Escriba sobre sus relaciones durante 20-25 minutos. (Mire los Capítulos 9 y 12). Simplifique algo hoy mismo.

Decida meditar durante toda la semana bien por la mañana o bien por la noche.

Jueves	Viernes	Sabado/Domingo
Haga meditación centrada en la ira de 20 a 25 minutos. Céntrese en la ira del pasado. (Detalles en Capítulos 6 y 7). Escriba en el diario durante 20-25 minutos sobre cómo simplificó su vida esta semana.	Haga meditación centrada en la ira. Céntrese en la ira reciente o la del pasado. (Detalles en Capítulo 7). Escriba en el diario sobre sus relaciones durante 20-25 minutos.	Invierta al menos una hora de cualquiera de los dos días en escribir en el diario. (Detalles en Capítulo 8). Escriba durante 20-25 minutos lo que haya aprendido en la Semana 3 que le acerque más a la liberación de la fibromialgia. Durante 20-25 minutos, vuelva a leer lo escrito en el diario esta semana y escriba lo que opina ahora de ello.
Escriba sobre la ira o los sueños durante 20-25 minutos. (Mire los Capítulos 9 y 12). Simplifique algo hoy mismo.	Escriba sobre la ira o los sueños durante 20-25 minutos. Acabe de simplificar el objetivo semanal. (Detalles en Capítulo 5). Escriba una entrada en su diario sobre la simplificación.	

ORGANIZADOR DE TAREAS PARA LIBERARSE DE LA FIBROMIALGIA

LIBERACION DE LA FIBROMIALGIA: YA ES HORA DE SENTIRSE BIEN DE NUEVO

	Lunes	Martes	Miercoles
MAÑANA **DURANTE** **60 MINUTOS** **DE** ___ **A** ___	Medite durante 20-25 minutos. (Detalles en Capítulo 6). Haga una simplificación moderda en su vida. (Detalles en Capítulo 5).	Acuérdese de actuar durante toda esta semana como si se sintiera bien. Medite durante 20-25 minutos en volver a sentirse bien o en la ira. (Detalles en Capítulos 6 y 7). Haga una simplificación moderada en su vida.	Medite durante 20-25 minutos sobre volver a sentirse bien o en la ira. Medite durante 20-25 minutos en la "limpieza emocional". (Detalles en Capítulo 13).
TARDE **DURANTE** **60 MINUTOS** **DE** ___ **A** ___	Relea al menos el Capítulo 10 más todo lo que pueda de los Capítulos 3, 6, 7. Estudie las Partes C y D de Mi Pasado, Presente y Futuro Libre de Fibromialgia. (Pág.91) para buscar nuevas perspectivas de lo que será la vida sin fibromialgia. Durante 10 minutos intente eliminar las respuestas "tal vez" en el Organizador de Relaciones.	Escriba durante 20-25 minutos sobre sueños, ira, y sentirse bien de nuevo. (Detalles en Capítulos 7, 9, y 13). Practique la autocharla y la visualización. Esta vez, céntrelas en sentirse bien. (Detalles en Capítulos 8 y 13).	Escriba durante 20-25 minutos sobre sueños, simplificar cosas de su vida o en sentirse bien de nuevo. (Detalles en Capítulos 5, 9, y 13). Haga una simplificación moderada en su vida.

Programe sistemáticamente sesiones de meditación para las mañanas o para las noches.
Durante toda esta semana, recuerde lo que supone sentirse bien.

Jueves	Viernes	Sabado/Domingo
Medite durante 20-25 minutos sobre volver a sentirse bien, las relaciones que no funcionen o sobre la ira. Escriba durante 20-25 minutos sobre sentirse bien y hallar tiempo para practicar ejercicio y otras actividades.	Medite durante 20-25 minutos sobre sentirse bien de nuevo. Escriba durante 20-25 minutos sobre sueños y relaciones. Empiece a hacer ejercicio. (Detallesen Capítulo 13).	Invierta al menos una hora de cualquiera de los dos días en escribir en el diario. (Detalles en Capítulo 9). Escriba sobre lo aprendido en la Semana 4 que le acerque a la liberación de la fibromialgia. Céntrese en particular, en sentirse bien de nuevo. (Detalles en Capítulo 10). Relea las entradas semanales de su diario y escriba sobre las perspectivas nuevas que vea en ellas. Haga ejercicio (Detalles en Capítulo 13).
Escriba durante 20-25 minutos sobre sueños, relaciones o sentirse bien de nuevo. Haga una simplificación moderada en su vida.	Escriba durante 20-25 minutos sobre sueños, relaciones o sentirse bien de nuevo. (Detalles en capítulos 9 y 11). Haga una simplificación moderada en su vida.	

ORGANIZADOR DE TAREAS PARA LIBERARSE DE LA FIBROMIALGIA

HAGA QUE LA LIBERACION DE LA FIBROMIALGIA PERDURE

	Lunes	Martes	Miercoles
MAÑANA **DURANTE** **30 MINUTOS** **DE** **A**	Escriba durante 20 minutos sobre los mayores beneficios obténdos por ahora con este programa y lo que cree que aún necesita trabajar (Detalles en Capítulo 14). Concéntrese 10 minutos en una parte importante de su vida que pueda simplificar esta semana	Planifique durante 20 minutos métodos específicos para simplificar la parte elegida de su vida en esta semana. Escriba durante 20 minutos sobre cómo se siente en general (Detalles en Capítulo 14).	Trabaje en su proyecto de simplificación semanal durante 10 minutos. Escriba durante 20 minutos sobre la ira que aún le está molestando
TARDE **DURANTE** **30 MINUTOS** **DE** **A**	Medite durante 30 minutos. Intente eliminar durante 10 minutos los "tal vez" del Organizador de Relaciones. Haga ejercicio. (Detalles en Capítulo 13).	Medite durante 30 minutos.	Medite durante 30 minutos. Haga ejercicio. (Detalles en Capítulo 13).

Abajo encontrará un Organizador de Tareas parcialmente completado. Complete el resto y anote dónde y cuándo planeó empezar cada sesión. No se olvide de mantener al tanto de su programa a todo aquél que pudiera distraerle, y recuérdeles que no se le debe molestar durante esas sesiones.

Jueves	Viernes	Sabado/Domingo
Trabaje en su proyecto de simplificación semanal durante 10 minutos. Escriba durante 20 minutos sobre la ira o el dolor que aún le puedan estar molestando	Trabaje en su proyecto de simplificación semanal durante 10 minutos. Escriba durante 20 minutos sobre las relaciones que aún le puedan estar molestando (Detalles en Capítulo 14).	Invierta al menos una hora de cualquiera de los dos días en escribir en el diario. (Detalles en Capítulo 9). Escriba sobre lo aprendido en la Semana 5 que le acerque a la liberación de la fibromialgia. Vuelva a leer las entradas semanales de su diario y escriba sobre las perspectivas nuevas que vea en ellas. Haga ejercicio. (Detalles en Capítulo 13).
Medite durante 30 minutos.	Medite durante 30 minutos. Haga ejercicio. (Detalles en Capítulo 13).	

Haz siempre una cosa menos de lo que creas que puedes hacer.

—Bernard Baruch

SEMANA 2: ENSEÑE A SU CEREBRO Y A SU CUERPO QUIEN MANDA

Durante la Semana 2 esperamos que haga una simplificación en su vida que no tiene por qué hacer que su mundo se tambalee. Queremos decir que tiene que pensar en algo que simplificar, algo que no necesite, no quiera, y le haga la vida más cómoda si prescinde de ello. Tan fácil como hacer que los niños saquen la basura cuando les toque, o encontrar una alternativa a atravesar toda la ciudad en coche para hacer la compra.

Pero tiene que hacer algo más que encontrar soluciones aleatorias a pequeños problemas. Si la idea es que nuestro programa le funcione, tiene que cumplir con las tareas asignadas aquí como si fueran prescritas por un tratamiento. En otras palabras, tiene que poner las simplificaciones en práctica. Hacer que funcionen. Hemos puesto como objetivo que simplifique cinco aspecto de su vida a lo largo de esta semana. ¡Ya nos lo agradecerá luego!

DETALLES SOBRE LAS TAREAS DE LA SEMANA 2

Lunes por la mañana: siéntese con el diario abierto. Identifique algunas partes de su vida que sean buenas candidatas para ser simplificadas. Escríbalas en una lista. Empiece en una página en blanco de la parte izquierda, para llenar dos con ideas para simplificar su vida y poder verlo todo junto más tarde.

Apúntelas mientras le vengan a la cabeza. Si se queda sin ideas, pasee mentalmente por una semana típica, día a día, hora a hora, y si es necesario, minuto a minuto. Esperamos que reúna una lista que llene al menos una página de su diario.

Lo siguiente es revisar la lista. Evalúe cómo de factibles son las ideas para llevarlas a la práctica. Delante de cada idea, puntúelas del 1 al 10, 10 es igual a difícil, y 1 equivale a algo que no presenta ninguna complicación y casi nadie lo notaría.

Vuelva a leer la puntuación de la lista para ver si coincide con los niveles de dificultad que ha asignado. Haga cambios donde sea necesario.

Lunes por la tarde: elija una idea de la lista matinal que tenga un 1 de dificultad. Su tarea de meditación para esta tarde es llevar a cabo esa idea. Decida lo que hay que hacer y qué tiene que pedirles a los demás para poder librarse de esta carga. Cuando haya acabado con la meditación, empiece inmediatamente a hacer lo que sea preciso para que se cumpla al final del día.

Martes por la tarde: elija una idea con un 2 de dificultad. Decida lo que hay que hacer y qué tiene que pedirles a los demás para poder librarse de esta carga. Ahora, hágalo posible.

Miércoles por la tarde: continúe simplificando. Aborde una idea con un 3 de dificultad. Diseñe un plan de ataque y gane esta batalla antes de irse a dormir.

Jueves por la mañana: durante veinte o veinticinco minutos, evalúe en su diario cómo han ido por ahora sus tareas de simplificación. Identifique y anote quién o qué le ha ayudado u obstaculizado especialmente a cumplir con sus tareas. Repase su lista inicial de cosas que simplificar. En vista de que tiene tres días de experiencia con esta tarea, decida si los elementos con dificultad 4 o 5 deberían considerarse objetivamente menores. Si lo son, escoja un 4 para esta tarde. Si no es el caso, escoja un 2.

Jueves por la tarde: continúe simplificando. Aborde la elección de esta mañana. Diseñe un plan de ataque y gane esta batalla antes de irse a la cama.

Viernes por la tarde: Lleve a cabo otra simplificación menor antes de irse a dormir. Evalúe también en su diario qué tal cumplió sus tareas semanales. Céntrese en el impacto emotivo global de los ejercicios. Resuma por escrito lo que esperaba sentir respecto a las cinco cosas de su vida que debieran haber sido simplificadas esta semana, y lo que realmente siente sobre ellas ahora. Evalúe sus reacciones. ¿Le sorprendieron? ¿Está a gusto o se siente culpable? ¿Siente menos presión que hace una semana, o más? Si es lo último, ¿sabe lo que realmente le lleva a esa presión, o se esconde en su subconsciente? Si está escondida, necesita ser confrontada por medio de la meditación, el diario, la autocharla o la visualización.

A lo largo de las semanas venideras, continuaremos con el proceso de simplificación. Aguante. Intente evitar la tendencia de hacer las sesiones más duras de lo que deberían ser. Siga sus primeras impresiones y sea siempre consciente, incluso cuando simplifique, de las emociones negativas que emerjan. En todos los ejercicios, lo que es de vital importancia es crear la oportunidad de buscar estos sentimientos.

SEMANA 3: ENSEÑE A SU CEREBRO Y A SU CUERPO A VIVIR CON LA IRA

Durante el curso del tratamiento de fibromialgia, algunos pacientes empiezan a crear muros en su mente. Es casi como si la mente levantara barricadas para evitar curar la enfermedad. Los pacientes de la Dra. Selfridge han expresado sus inquietudes:

- "Si sigo sus directrices, me convertiré en una persona egoísta y enfadada, ¿verdad?".

- "Si la cura es tan simple, ¿por qué enfermé de fibromialgia?".

- "No sentía ninguna ira hasta que empezó a tratarme, ¿cómo puede ser?".

- "¿Cree que todo está en mi cabeza? He oído esto antes, y tampoco me gustó entonces".

No, curar su fibromialgia no le hará egoísta o eno-
jado, pero la gente sensible como nosotros necesitamos
saber por qué. Si aún duda de tener emociones inconscientes como la ira, vuelva atrás y relea el Capítulo 7.
Aquí hay más munición para derribar sus muros mentales.

Hubo un tiempo en que las enfermedades de adultos
eran una rareza, ya que nuestros antecesores morían antes,
devorados por depredadores o estrellados en un acanti-
lado mientras se buscaban la cena. Las pinturas rupestres
no muestran enfermedades, y los arqueólogos no han
encontrado signos de fibromialgia en esqueletos o utensi-
lios enterrados con ellos. En los tiempos del Antiguo Tes-
tamento, si no se moría por una mala cosecha, la furia de
Dios, los soldados de Saúl, o la lepra, puede que se
hubiese vivido sin enfermedades, a juzgar por lo que *no*
cuenta la Biblia. Pero en la Antigua Grecia, los médicos
combatían la peste y otras infecciones bacteriológicas,
además de aprender a soldar huesos rotos y tratar músculos con problemas.

Nuestros cuerpos y cerebros no han asimilado el cambio de vida de hace miles de años, hacia la estresante vida
moderna, que se hace en gran medida en interiores. A día
de hoy, como dice el Dr. Stanley J. Sarnoff, fisiólogo del
Instituto Nacional de Salud: "el proceso de vivir es el proceso de reaccionar al estrés". Ahora hay una nueva clase de
enfermedad a tratar, causada o agravada por el modo de
vida moderno. La fibromialgia es sólo una de los centena-
res de enfermedades de esta categoría, sólo algunas de las
cuales han podido ser catalogadas.

La comunidad médica sigue buscando una causa (una bacteria o virus, un gen o dos descolocados, cualquier cosa tangible) para explicar el comienzo de la fibromialgia, y así desarrollar una cura. Todo lo que han hecho hasta el momento es agrandar la lista de los síntomas, que saben son ciertos porque han sido capaces de evaluar el dolor de los pacientes, documentar sus perturbaciones del sueño, y medir sus niveles de sustancia P (la molécula neuropéptida que parece transmitir la sensación de dolor por nuestro cuerpo). Y, al no hallar una causa, un recurso es decir que "todo debe de estar en su cabeza".

El Dr. Nortin M. Hadler señaló en *Spine*, una gran revista sobre dolencias, que cuando un nuevo indicador se añade a los síntomas de fibromialgia, los médicos encuentran más gente con ese indicador. Él duda que alguna vez encontremos una causa o causas físicas, no obstante, comenta: "Los partidarios no se dejan desanimar e intentan dar con la respuesta en un músculo o en los sistemas endocrino o nervioso de los pacientes. Éstos pagan un precio sustancial por el método científico".

Cualquiera que sea la causa de la fibromialgia, los médicos han intentado durante mucho tiempo curarla con las mismas técnicas con las que tratan la sangre, los músculos y los huesos. Atacaban los síntomas con antídotos específicos y prescribían píldoras para las migrañas y la presión sanguínea alta. Cuando encontraban anormalidades en la columna mediante un equipo hipersensible de rayos-X y escáner, abrían y recolocaban lo que no era similar a la "media". Prescribían narcóticos para el dolor, antidepresivos para los sentimientos de futilidad y terapia física para las articulaciones rígidas. Muchos doctores aún están intentando estos viejos métodos con las enfermedades nuevas. Si ha tenido la fibromialgia durante largo tiempo, es muy probable que le hayan hecho pasar por estas "curas" y que le hayan aliviado así los síntomas.

Pero algunos miembros de la comunidad médica están aprendiendo lo que los quiroprácticos, curanderos y acupunturistas saben del dolor: que se trata de un fenómeno cuerpo-mente, no reducible a uno o a otro. Los hospitales están abriendo departamentos de medicina complementaria para curar desde un enfoque cuerpo-mente, y están contratando a masajistas terapéuticos, herbolarios, y acupunturitas junto con los médicos convencionalmente preparados. Buenas noticias para nosotros. Esto indica que pronto tendremos médicos en todas las comunidades que entiendan la medicina cuerpo-mente. Pronto, esperamos, cualquiera que se enfrente a una duda durante su programa de tratamiento será capaz de consultarla cara a cara con un experto.

DETALLES SOBRE LAS TAREAS DE LA SEMANA 3: MEDITACIÓN CENTRADA EN LA IRA Y SIMPLIFICACIONES IMPORTANTES

Lunes por la mañana: empiece por revisar su programa escrito y modifíquelo para amoldarlo a su preferencia de meditar bien por la mañana o bien por la noche. Es posible meditar dos veces al día, pero probablemente no es necesario si su meditación va enfocada a curarse de la fibromialgia. Si cree que necesita más meditación, es preferible que invierta más tiempo en una sesión y que la haga más intensa, a tener que hacer dos sesiones más cortas y menos intensas, pero no medite más de una hora cada vez. Explicamos los detalles de la meditación centrada en la ira en el Capítulo 7. Vuélvalo a leer si quiere revisar los métodos y objetivos.

Saque su Lista de Ira actual y lea las entradas para familiarizarse con los detalles de los episodios anotados. Permanezca especialmente alerta a los episodios que no reconoció inmediatamente como ira pero que su "Poli" de la Ira analizó y decidió llamarlos así. Marque estos episodios en rojo antes de empezar a meditar. Tenga la lista siempre a mano.

Introdúzcase en su estado meditativo básico usando las técnicas del Capítulo 6. Para refrescar la memoria, vuelva al resumen de los pasos al final del Capítulo 7 o mantenga el libro abierto por esta página mientras trabaje en la siguiente tarea.

Una vez esté meditando cómodamente, atrape con su mente la primera ira marcada en rojo de su lista. Recuerde todos los detalles sobre cómo ocurrió. Visualice todo el episodio de nuevo. Dibújelo en su mente con pinceladas tan brillantes y llamativas como le sea posible. No deje que la culpa o las consideraciones del juego limpio se entrometan. Este es su mundo. Sufrió por la ira. Puede dibujarlo del modo que quiera. Es la única persona capaz de curarle de la fibromialgia.

Recree con tanto detalle como le sea posible, lo que ha visto, escuchado y sentido durante la ira. Siéntalo. Siéntalo de nuevo. Siéntalo en su interior, en su garganta, en su cabeza, en sus manos y en su corazón. No se aparte de esto. Esta vez, no deje que se escape de su atención mientras la está reviviendo.

Si este ejemplo de ira ya forma parte de su memoria (y de hecho ya lo es, desde que lo anotó en la Lista de Ira) probablemente siente haber perdido la batalla, lo cual le pone aún más furioso. Por ahora puede que sienta que se rindió ante su enemigo. Estamos aquí para decirle que puede ganar. Puede discutir, reñir, y negociar convincentemente. Puede gritar, golpear, apalear y arañar. ¡Hágalo! No juegue limpio. No se reprima. Arrincone la ira. Haga que se rinda. Haga que la gente que está de la otra parte en este episodio de ira pierda la pelea. Humíllelos. Haga que le rindan pleitesía. Haga que se arrodillen literalmente, si eso le satisface. Haga lo que sea para sentir que esta vez ha ganado la batalla que le llevó hasta la ira. No importa si fue hace mucho o poco tiempo, lo cerca o lo lejos que estén el resto de protagonistas en este momento. Tampoco importa si el culpable que potenció su ira sigue vivo o muerto, sano o enfermo, feliz o devastado. Este es su mundo. Esta es su ira. Así es cómo aprende a enfrentarse a la ira y a despedir de su vida los síntomas causantes de fibromialgia.

Vamos a ver un ejemplo. Imagínese que en el trabajo, alguien se despide y el trabajo que debía hacer se "distribuye temporalmente" entre usted y otro compañero, mientras buscan a alguien para ese puesto. Usted es un buen trabajador, incluso en sus días malos, por eso hace el trabajo sin rechistar, pero tras cinco meses sin perspectivas de encontrar a alguien, ni haber oído que hayan entrevistado a nadie, empieza a sospechar. Se lo dice a su encargado para comprobar lo que pasa, y le dicen que ya que está haciendo un magnífico trabajo sin tener que hacer horas extra para acabarlo todo (no importa que desfallezca cuando vuelve a casa y que sus músculos bramen, que no tenga vida después del trabajo, ni que esté empezando un proceso totalmente real de depresión clínica), su jefe podría no contratar a nadie para el puesto. Casi llorando, corre y se refugia en su oficina hasta que pueda recomponerse. Este incidente aparece en su meditación. Se permite expresar con palabras su resentimiento e ira por estar sufriendo semejante abuso. ¿Cómo se atreven a tratarle así después de todo lo que ha hecho por ellos? ¡Un aumento de sueldo por su lealtad! Le gustaría ir a la oficina del jefe, presentar su renuncia y darse la vuelta para que se fije en el muérdago que se ha colgado de la cintura de sus pantalones. Le gustaría organizar un alzamiento de oprimidos en su lugar de trabajo, y al igual que Norma Rae: ¡detener esta locura!

Siga haciendo esto hasta que se sienta seguro de haber ganado. Cuando esté realmente seguro de que ha triunfado en esta batalla, ponga una gran marca de que lo ha conseguido al lado de esa entrada de la Lista de Ira. De modo notable, se dará cuenta de que al concentrarse intensamente en esta ira y sus circunstancias, se ha liberado de algo de dolor.

Tómese unos pocos minutos para volver a un estado meditativo de concentración y relajación. Concentre su energía para abordar el siguiente elemento rojo de la lista.

Atáquelo con agresividad, tal y como lo hizo con el anterior. Debería ser un poco más fácil ahora, con menos culpas y vacilaciones. Gane la discusión. Despréndase de los insultos. Manipule, maniobre y engañe a la imagen hasta ganar. Luego, deséchela. Añada otra gran marca a su Lista de Ira, y relájese.

Si siente que está haciendo un gran esfuerzo durante este proceso, no debería tomar más de tres o cuatro detonantes específicos de ira en una sesión. Puede intentarlo con más cuando se sienta más fuerte. En cualquier caso, deje de trabajar en ello tras media hora. Con el tiempo este proceso se automatizará y se traspasará a su vida no meditativa. Será capaz de identificar la ira y centrarse en ella cada vez que estos molestos síntomas capten su atención.

Utilice el resto de la sesión matinal, o parte de la sesión vespertina, para elegir algo importante de su vida que pueda simplificar a continuación. La semana pasada (y de nuevo la próxima) le asignamos que simplificase algo no muy relevante cada día de la semana. Esta semana queremos que se centre en una gran complicación de su vida, que una vez desvanecida, le habrá hecho dar un paso de gigante hacia una existencia más serena y menos agitada. En otras palabras, le ayudará a conseguir una vida y eso le ayudará a acabar con la fibromialgia.

Ya que este paso debería significar un gran cambio en su vida, queremos que use el tiempo que se le da para esta tarea y que lo planifique con cuidado. Coja el diario y pase la mitad del tiempo haciendo una lista con los posibles aspectos de su vida que necesiten simplificación.

Tal vez desee simplificar una relación. Esto podría implicar familia, amigos, trabajo, iglesia, lo que sea. Elija simplificar esto si en su ficha de Mi Pasado, Mi Presente y Mi Futuro Libre de Fibromialgia otorgó a una relación familiar o laboral una puntuación muy baja. Vuelva también al Organizador de Relaciones (página 76) para obtener una visión más objetiva sobre su evaluación del impacto que varias personas tienen en su vida. Le gustaría decir a un viejo amigo que sus quejas tienen que parar, o a un colega con el que ha trabajado durante años que no le cubrirá más las espaldas cuando la fastidie. Estos reajustes en su vida son grandes simplificaciones.

Es probable que quiera explorar la simplificación de al menos una cosa de la que esté encargado de hacer siempre en su casa. Deje de ser el taxista oficial para las clases y los ensayos, deje de hacer de guarda del zoo con las mascotas, deje de levantarse temprano para ser el chef que prepare el desayuno de toda la tribu. Éstas cuentan como grandes simplificaciones.

Tal vez le apetezca añadir una gran dosis de diversión a su vida. Coja la hoja de trabajo de Mi Pasado, Presente y Futuro Libre de Fibromialgia (página 91) y mire lo que anotó en las primeras sesiones de tratamiento. Mire si algo que le disgusta especialmente puede contar también como una gran simplificación. Por ejemplo: ¿qué tal insistir en planificar las próximas vacaciones dando mayor prioridad a sus necesidades, lo que le gusta y lo que no? Creemos que es lo suficientemente importante como para calificarlo así en esta tarea.

Escriba como mínimo cinco entradas en el diario sobre posibles partes de su vida que le gustaría simplificar a lo grande. Diez no serían demasiadas. Tras haber recopilado la lista en su diario, vuelva a leer cada entrada. Clasifíquelas del 1 al 5 (o tantas como tenga), pero no base la clasificación en lo fácilmente que la simplificación podría llevarse a cabo. Clasifique como 1 el cambio que supondrá el mayor impacto en su vida, y así hasta el final.

Luego, elija una simplificación de la mitad de la lista. Considere esa elección durante unos minutos. ¿Puede ponerlo en práctica en los próximos días? Una vez sea efectivo, ¿puede simplificar un aspecto importante de su vida? Si no está seguro sobre su importancia o sobre su capacidad para llevar a cabo este cambio, seleccione otro elemento y haga el mismo análisis.

Si acaba rechazando los mejores candidatos de su lista de simplificación por ser o demasiado insignificantes o demasiado duros de realizar, aquí va una tarea muy importante para programar en su próxima sesión de diario, no importa el tema original previo: invierta la sesión entera (y la próxima, si hace falta) en escribir la respuesta a estas cuatro preguntas:

- ¿Son mis expectativas de esta vida poco realistas, o estoy yo asustado de un modo poco realista por reclamar mi derecho a una buena vida?

- ¿Quién determina que yo goce o no de la vida?

- ¿Quién *debería* determinar si yo gozo o no de la vida?

- Para cada respuesta de arriba, ¿puedo encontrar emociones que me orienten sobre lo que podría estar alimentando mis síntomas?

Martes por la mañana: a menos que se hubiera asignado un tema alternativo tras la simplificación del lunes, coja el diario y la hoja de trabajo ya completada de Mi Pasado, Mi Presente y Mi Futuro Libre de Fibromialgia. Pase el tiempo asignado de una de estas tres maneras:

- Haga memoria por escrito sobre el mayor placer que la fibromialgia ha apartado de su vida y sus emociones relacionadas.

- Escriba un plan para recuperar ese placer específico.

- Planifique recuperar ese placer esta misma semana.

Martes por la tarde: revise la Lista de Ira. Luego dé todos los pasos que aún encuentra útiles para alcanzar un estado meditativo: relajarse, respirar de forma controlada, concentrarse en lo que nos atañe. Lo que ahora nos atañe es invertir otra sesión en la que se enfrente a la ira. Escriba en el diario sobre la ira o los sueños. Recuerde que cuando empiece a derrotar la fibromialgia, podría empezar a soñar más vivamente, tal vez incluso sueños con escenas amenazantes. Los sueños son una válvula de escape segura y saludable para emociones inconscientes indeseables. Así que, si ha estado soñando, escriba los detalles e intente imaginar si los sueños apuntan, y de qué modo, a la dirección que tomaba , toma o debería tomar su vida. Escriba con todo detalle estas especulaciones y conclusiones.

Si cree más apropiado para usted centrarse en la ira en lugar de en los sueños, coja las Listas de Ira de hoy y de ayer. Marque en rojo los tres episodios en los que se enfadó más. Escriba en su diario los detalles de los tres incidentes para que no los olvide. Evalúe cómo reaccionó a la ira en cada ocasión. Evalúe cómo se sintió usted y en qué estado se quedó su fibromialgia después de cada episodio. Intente ser brutalmente honesto. Sugiera otras maneras en que podría haber afrontado cada episodio. Siempre centre sus escritos en el objetivo establecido: enfrentarse a la ira cuando aparece, y reflexionar sobre ella como algo rutinario para que no inicie la producción de las sustancias bioquímicas que alimentan la enfermedad.

Martes por la tarde, segunda parte: en el diario, vuelva a la planificación de ayer referente al tema importante de su vida que va a simplificar esta semana. Observe sus notas sobre ese aspecto específico elegido para simplificarlo. Ahora pase a una página en blanco y anote la fecha y el tema; deje la línea en blanco para la revisión del tema.

Enumere los pasos que tiene que dar para que la simplificación elegida tenga lugar. ¿A quién tiene que hablar de ello? ¿Quién, si hay alguien, tendrá que asumir nuevas tareas como resultado de su simplificación? Si deja de ejecutar una tarea, ¿tendrá impacto sobre alguien más? ¿Cómo le hace sentir esto?

¿Recuerda cómo Nancy puso a sus hijos a ayudarla a cocinar, comprar y organizar las comidas y así encontró tiempo libre para estar bien? Otro aspecto de esta simplificación era permitirles tener las habitaciones desordenadas y que eso no la molestase. Estaban, al fin y al cabo, ayudándola de otro modo que tenía mayor repercusión para su vida que el tener sus habitaciones limpias.

Ahora, por escrito, programe todos y cada uno de los pasos anteriores para un día, hora y lugar en concreto. Si sigue nuestra organización semanal hoy debería ser martes. Planifique haber realizado todos los elementos solicitados el jueves por la noche como muy tarde. Queremos que sea capaz de saber el viernes que la vida es más sencilla, pero si es absolutamente necesario, utilice el viernes para aclarar el camino hacia ese objetivo.

Miércoles por la tarde: escriba en el diario sobre sus relaciones. Coja su Organizador de Relaciones (página76) Durante los primeros cinco minutos lea las primeras entradas del diario (Semana Dos, Martes por la tarde, y Viernes por la mañana) Con un bolígrafo rojo, escriba una gran R en el margen y subraye las palabras que connoten algo que ahora no le satisfaga. No importa si lo que le disgusta es una decepción, un insulto, una estupidez o lo que sea que no se acople a sus expectativas sobre usted mismo. Ahora, durante unos 10 minutos dedíquese a revisar el diario (Capítulos 8 y 11) para encontrar soluciones a todos los problemas, quejas y conclusiones poco satisfactorias que acaba de marcar en rojo. En el tiempo que le queda, escriba en el diario, si puede, en qué difiere su más reciente revisión del diario de las dos entradas anteriores estudiadas en esta tarea.

Aún más importante: cada vez que escriba sobre usted en el diario, céntrese en escribir sobre nuevas emociones que emerjan, pero ignore cualquier síntoma físico u otras experiencias por las que pase. Esta es la clave fundamental para que las sesiones se enfoquen hacia su salud.

Otro trabajo para el miércoles y el jueves: prepárese para estas sesiones llevando su Lista de Ira con usted donde quiera que vaya, para sacar a la luz viejos incidentes. Mientras su mente devanea o su atención se centra en algo que despierta recuerdos de hace mucho, esté pendiente de señales de ira reveladoras. Apúntelas en la Lista de Ira. Prepárese para tratarlas. Durante las sesiones de meditación, concéntrese en recordar y eliminar viejos rencores, incluso de su niñez. Tras un momento debería ver que ocurren dos cosas: resolverá cada elemento con mayor rapidez y no necesitará involucrarse en cada situación con tanta intensidad.

Si no le coge el truco a este método, intente la revisión del diario (Capítulo 8 y especialmente el 11). Es una manera más literal y centrada en el lado izquierdo del cerebro para conseguir el mismo efecto. Nuestro objetivo en estas sesiones no es reconstruir los incidentes que provocan la ira en todo su detalle, ni magnificarlos. En su lugar, nuestro objetivo es ayudarle a demostrarse dos cosas: que está seguro de que las sustancias bioquímicas emocionales han estado causando sus síntomas, y que insistentemente está restringiendo sus pensamientos a las emociones en sí mismas, en lugar de al efecto físico que tienen en su cuerpo.

Está creando y perfeccionando un nuevo hábito, una nueva manera de relacionarse con sus síntomas. Está cambiando la química de su cerebro para mejorar.

Viernes por la mañana o por la tarde: trabaje con ira reciente o del pasado, o con una combinación de ambas. Asegúrese de resolver cada incidente que provocó ira, pero pruebe a ser rápido y utilice tan poco tiempo y energía como le sea posible. Después de todo, no quiere pasar una hora al día durante el resto de su vida perseverando en la ira. Si nos ha seguido hasta este punto, tiene mucho camino recorrido hacia la liberación de la fibromialgia. ¡Buen trabajo!

Los hechos de nuestra vida se dan en una secuencia
temporal, pero encuentran su propio orden según la
importancia que tengan para nosotros... el curso continuo de la revelación.

—Eudora Welty

SEMANA 4: HORA DE EMPEZAR A SENTIRSE REALMENTE BIEN DE NUEVO

TRABAJO QUE DEBERÍA HACER DURANTE ESTA SEMANA DE TRATAMIENTO

- Revise el libro hasta este punto, especialmente los Capítulos 3, 5, 8, y 9.

- Cada día de esta semana, practique la meditación contra la ira (Capítulo 7) y la meditación para sentirse bien (Capítulo 6).

- Cada día de esta semana, simplifique una parte relativamente pequeña de su vida (explicado en el Capítulo 5). Cuéntelo en su diario.

- En el diario, siga de cerca sus sueños. Tenga por seguro que algunos serán de mucha intensidad y tal vez incluso escalofriantes (los sueños se explican en el Capítulo 9 y el diario en el Capítulo 8).

- Siga utilizando el diario (descrito en el Capítulo 8) para que le ayude a analizar nuevas situaciones emocionales, especialmente las provocadas por la ira pasada.

EL MOMENTO DE LA EPIFANÍA

Ahora toca centrarse menos en liberar su vida de lo negativo y más en hacer fluir de nuevo lo positivo. Nunca será capaz de evitar todos los baches y avatares de la vida, pero debería empezar a construir y saborear tiempos felices. ¿Recuerda la vida sin la fibromialgia? Le invitamos a quitar el freno y probar de nuevo.

Algunas personas, cuando se recuperan de la fibromialgia, pasan por un acontecimiento determinante que señala, más allá de toda duda, que su vida acaba de dar un giro radical. Este es su momento de epifanía. Puede tomar muchas formas, pero, sin excepción, es un momento muy emocional.

Cuando la Dra. Selfridge se aproximaba a la liberación de la fibromialgia, su talante mejoraba más y más cada nuevo día que pasaba libre de dolor. Saltaba cuando caminaba por los pasillos de su oficina, pletórica por sentirse bien de nuevo tras veinte años. Cada mañana era una celebración de otro día libre de dolor, cada noche una celebración por acabar otro día sin dolor. Convencida de que su bienestar iba a durar, quería compartir su gozo con colegas y pacientes.

Mientras Franklynn se esforzaba para estar bien, continuaba con su trabajo como editor de una revista mensual. Estaba trabajando más duro que nunca en vista de una semana de vacaciones junto con su compañera Judi, en los Alpes. Aunque sentía que el tratamiento le funcionaba, no se había parado a pensar que se sentía mejor hasta que las presiones laborales quedaron atrás. Cuando fue a la montaña, algo se disparó. El primer día mientras ejecutaba una escalada fácil en algunos puntos de baja altura con bellas vistas, Franklynn dijo algo, y de pronto se vio llorando. Apenas pudo hablar sin llorar el resto del día, emocionado por ser la primera vez en más de una década, en que era él de nuevo, libre de la fibromialgia.

Las lágrimas continuaron brotando fácilmente a lo largo de todo el viaje, mientras él seguía apreciando la diferencia abismal entre la vieja y asfixiante oscuridad de un cuerpo dolorido y el placer libre de todo dolor que sentía al contemplar el esplendor de las vistas alpinas. Picos nevados, glaciares quebradizos, senderos para excursionistas plagados de flores, el intenso cielo azul; era capaz de experimentarlo todo a la vez con cada sentido, sin reprimir nada y sin sentir repentinos y horribles bajones. Esto lo cuenta entre las alegrías más intensas jamás experimentadas.

Anna y Betsy tuvieron su epifanía estando juntas. Ambas pacientes de la Dra. Selfridge, solían reunirse cada semana para apoyarse. Esta semana en particular, se reunieron en un restaurante, y habían estado intercambiando noticias del "fibro frente". Cuando se dieron cuenta de que finalmente habían alcanzado el bienestar tan anhelado, rieron tontamente como niñas de parvulario. Anna se rió con tanta intensidad que hizo volar el vaso de agua y salpicó a Betsy con un poco de ésta, pero a ninguna le preocupó lo más mínimo. Ya estaban planificando con alegría sus vidas libres de fibromialgia.

La siguiente información explica otros detalles a añadir a las tareas enumeradas en el Organizador. Su consejo general debería tenerse en mente durante toda la semana puesto que le ayudamos a cambiar su actitud de que se siente enfermo por la de que se siente perfectamente bien de nuevo.

LUNES: RECUERDE LO QUE ERA SENTIRSE BIEN

Los pacientes de la Dra. Selfridge pasaban de estar totalmente enfermos, a estar mejor de lo que nunca estuvieron a un ritmo impredecible. Algunos, como Cynthia, se recuperan en cuestión de días. Trabaja en una galería de arte, al tiempo que es también artista, así que ha estado al tanto de su naturaleza sensible durante mucho tiempo. Estructuró intuitivamente su estilo de vida para limitar los estímulos, para centrarse en sí misma y para cultivar su creatividad. Su marido, también de naturaleza sensible, acepta sus decisiones y es de gran apoyo. Tal vez esto influyó en su rápida recuperación.

La Dra. Selfridge tardó bastante más en ponerse bien; necesitó meses para derrotar todos sus síntomas. No sólo su cerebro se forjó durante años de entrenamiento médico en ignorar las explicaciones cuerpo-mente de la enfermedad, sino que ella misma había reforzado esta incorrecta hipótesis al aplicarla a sus pacientes durante años. Además, su estilo de vida era antagónico al de Cynthia (exigente, con muchos estímulos, frustrante y siempre desbordante). Tal vez estos factores aminoraron el ritmo de su recuperación.

A la larga, no es importante lo rápido o lo lento que progrese. Siga a su propio ritmo y no se sienta culpable. La mayoría de nosotros hacemos tantos ajustes en nuestras vidas para poner fin a los síntomas, que incluso se nos pasa por alto el momento en que empezamos a estar bien.

Desde ahora, mientras trabaja en las tareas de este libro, empiece a buscar pistas que demuestren que se está deshaciendo del dolor. Asegúrese de que no continúa dando cabida a la fibromialgia por costumbre, como hacía en el pasado. Pruebe periódicamente con actividades que abandonó, pero asegúrese de que las reanuda por placer, no por necesidad. Aproxímese a estas nuevas actividades "viejas" con cuidado. Si conllevan esfuerzo físico, acepte que podría no estar en buena forma y que necesite empezar poco a poco. Acepte con agrado un nivel más bajo de ejecución o una tendencia a cansarse con mayor facilidad. Trabaje para alcanzar su nivel de rendimiento anterior sólo cuando esté seguro de no hacerse daño.

Empiece a aceptar su naturaleza sensible y observe cómo trabaja en su favor. Alégrese de que aunque su sistema nervioso pueda haber contribuido a su sufrimiento en el pasado, también le ha dotado de perspicacia, compasión, sensibilidad, espiritualidad y creatividad. Céntrese en sus emociones negativas enterradas para estar seguro, pero no deje de celebrar todos los maravillosos atributos que distinguen a su naturaleza, el rico significado emocional que obtiene de la vida, y los beneficios que añaden a su bien hallada salud.

Para asegurarse de que no se está perdiendo ninguna buena sensación, trabaje hoy con la tabla de Mi Pasado,

Presente y Futuro libre de Fibromialgia (página 91). Pase a las partes C y D, el resumen y la comparación que apunta a su futuro libre de fibromialgia.

Con su bolígrafo rojo, anote la fecha de hoy al lado de algún pasaje que evidencie su mejoría, esté o no al tanto de ello. Por ahora, ignore las entradas en las que su puntuación muestre el mayor contraste entre su experiencia previa y posterior a la fibromialgia. Generalmente, cuando hay tanto en juego, las emociones y conflictos más fuertes son los últimos en liberar su influencia física. Por lo tanto, escoja primero entradas en las que las discrepancias no sean tan notables.

Si sus recuerdos anteriores a la fibromialgia, físicos y emocionales, no vuelven inmediatamente a la vida de nuevo, no se decaiga. Tal vez incluso antes de notar sus síntomas, le reprendían por ser demasiado sensible y por complicarse mucho la vida. Casi de modo instintivo desarrolló estrategias para vivir en un mundo insensible, y mantuvo su sensibilidad bajo control. Piense durante cuánto tiempo ha estado controlando sus emociones, y durante cuánto tiempo ha tenido síntomas. Ahora considere lo que tarda en recuperarse un músculo que ha estado seis meses con una escayola. Así que, si se produce un intervalo de tiempo hasta que vuelva a dar uso a su cuerpo y a sus emociones, no deje que esto se torne frustrante. Con confianza y práctica todo volverá. Pronto disfrutará de su sentido del tacto y del olfato, perdidos durante tanto tiempo; pronto apreciará la sensibilidad que hace tanto intentó enterrar. Si pertenece a esa minoría de pacientes de fibromialgia que no pueden alcanzar los sentimientos que dejó encerrados, la psicoterapia puede ayudarle. No deje que ningún pensamiento de fracaso le impida pedir ayuda adicional. La merece.

Un modo de ayudarle a volver a despertar las emociones que censuró hasta el punto de que ahora le resultan extrañas, es volver a leer un diario que llevara desde antes de que le diera alcance la fibromialgia. Mientras lee lo que escribía antes de la enfermedad, busque indicios de lo que sentía en aquellos tiempos. Si no tiene viejos escritos, haga una lista con una docena de ocasiones en las que lo pasara bien (desde jugar a los bolos a grandes reuniones familiares o la ópera). Cualquier cosa que considere divertida pertenece a la lista. Luego, identifique el par de episodios que le dejaron mejor sabor de boca. Durante el resto del tratamiento, cada vez que se sienta bajo de moral o frustrado, deténgase e intente recuperar estas emociones de nuevo.

A primera vista parece arbitrario, pero ejercita los sentidos. Toque cosas con texturas interesantes: trapos rugosos, burbujas de jabón, adornos brillantes. Párese a oler las flores, la hierba recién cortada, el goteo incesante de una fuente, los gofres en el horno, el café pasando a través del filtro. Mire los edificios, la gente, el arte y todo aquello que solía emocionarle, y recupere el buen talante de antes. Anna nos cuenta la sensación tan agradable que la inundó cuando se sentó a ver una película entera de nuevo, sin tener que levantarse para mover sus doloridas piernas.

MARTES: EMPIECE A ACTUAR BIEN

El uso frecuente de la autocharla y la visualización pueden fomentar un comportamiento saludable y revivir buenas sensaciones. Así que, empiece a actuar bien. Actúe como en una obra de teatro. Asuma los placeres de tener buena salud. Sonría para recordar lo que se siente al sonreír y recordar por qué sonreímos. Haga que su voz suene como la de una persona sana.

Es natural para aquellos que cargamos con la fibromialgia, desarrollar patrones de comportamiento que enmascaren el dolor, la vergüenza, el desánimo. No aplaudimos ni cuando un artista nos pone los pelos de punta, ya que aplaudir nos hace daño en las palmas de las manos. No nos agachamos para coger el cambio que se nos ha caído, ni nos anudamos los zapatos si se desatan, porque nos duele la espalda y las caderas. Buscamos carritos para comprar con mango de plástico porque duele demasiado cargar algunas cosas en una cesta o agarrar asas de metal.

Franklynn recuerda sentirse harto de que la gente le preguntara: "¿Qué te pasa?", cuando le veían arrastrarse totalmente doblado. Una noche, viendo la tele, vio a Paul Newman, Dustin Hoffman y otros, haciendo una demostración del método interpretativo. Se le ocurrió estudiar cómo caminaba la gente normal. Luego interpretó la manera normal de caminar.

No confunda esta clase de actuación con la actuación impasible. Si actúa como si se sintiese bien y feliz, pronto se sentirá realmente así. Así es como Franklynn aprendió rápidamente a caminar recto de nuevo.

Si no recuerda lo que era caminar cuando se sentía bien, o subir escaleras, o sostener un tenedor, empiece a interpretarlo hoy. Observe andar a alguien que crea que se siente bien y luego camine imitándole. Vuelva a caminar bien. Vuelva a comer bien. Vuelva a subir escaleras bien. Vuelva a trabajar bien. Sienta el placer de volver a estar bien otra vez.

MIÉRCOLES: LIMPIEZA EMOCIONAL DE SU ENTORNO

Entre los peores sentimientos a los que las personas que se recuperan de la fibromialgia deben enfrentarse, están los que tienen que ver con sus relaciones más próximas, que incluyen padres, hijos, parejas, compañeros, jefes, amigos y vecinos. De alguna manera, mantener y arreglar relaciones con gente próxima a nosotros es como volver a aprender a usar los sentimientos. Pero esto podría significar más trabajo, ya que los sentimientos dependen sólo de usted, mientras que las relaciones incluyen las necesidades de, al menos, dos personas. Durante su ataque de fibromialgia, los amigos y la familia no se quedaron inmóviles. Crecieron, cambiaron, ascendieron o encontraron otros trabajos, aprendieron a verle como un necesitado. No puede retomar sin más la relación anterior a la fibromialgia. Ni debería querer continuar el tipo de vínculo que desarrolló cuando no estaba sano.

Su bienestar cambiará el modo de relacionarse con otras personas. No asuma que su familia y amigos le llevarán en coche, comprarán por usted, o encontrarán tiempo para escuchar sus problemas diarios ahora que está sano o casi. Es arriesgado dar por supuesto, esperar o exigir demasiado.

Hay otra advertencia: no se alarme si otros no reciben su buen estado con los brazos abiertos y gran comprensión. Algunos persistirán en tratarle como si aún estuviese enfermo. Su pareja podría necesitar que le recordase que no debe continuar tomando decisiones sin "molestarle". Sus hijos casados podrían necesitar que les recordase que las visitas con los nietos ya no provocarán un ataque. Puede que tenga que telefonear a viejos amigos y tener una "charla feliz", e incluso entonces, aún puede que le eviten. Así es la vida. Acéptelo, enfréntese a ello y luego pase página. Habiéndose recuperado de la fibromialgia, sabe lo estúpido que es arriesgar cualquier aspecto de su bienestar preocupándose o enfadándose por el pasado.

JUEVES: COMIENCE A USAR EL CUERPO DE NUEVO

Muchos de los nuevos pacientes de la Dra. Selfridge admiten que durante años han evitado hacer ejercicio para así evitar el dolor, ya que moverse duele. Por desgracia, apalancarse en el sofá puede agravar la fibromialgia. La Dra. Selfridge recuerda que "cuando la investigación médica empezaba a mostrar que la gente con fibromialgia debía hacer ejercicio, me di cuenta de que tendría dolor tanto si estaba sentada como si estaba corriendo". Decidió intentar hacer más ejercicio. Empezó a correr, a hacer esquí de fondo y a andar en bici, y pronto participó en competiciones ciclistas y en triatlones. Obtuvo tanto placer de forzar su cuerpo hasta el límite, que las moléculas neuropéptidas buenas solaparon el dolor.

Cuando la Dra. Selfridge alentó a Betsy a levantarse, salir y pasear, Betsy se puso en marcha. Además de trabajar casi la jornada completa de nuevo, ahora pasa veinte minutos cada día en una cinta andadora y nada en su piscina. Suena bastante riguroso, pero Betsy ha encontrado un incentivo para continuar cuando se mira en el espejo:

"cuando me acostumbro a esta rutina, me pongo vestidos dos tallas más pequeñas". Anna empezó a caminar seis kilómetros tres días por semana. Le gusta la soledad y el aire fresco, y disfruta estando codo con codo con la naturaleza, pero también le motiva saber que la inactividad permite que las sustancias químicas causantes del dolor aparezcan. El ejercicio le da más que condición física; también la anima mentalmente.

Insistimos en que consulte a su médico antes de empezar cualquier programa de ejercicios. Si está en buena forma física, empiece hoy a hacer ejercicio durante tanto tiempo y con tanta energía como pueda, de acuerdo con las directrices de su doctor. Si ya hace ejercicio tres veces a la semana durante al menos treinta minutos cada vez, es bastante por ahora. Pero si tiene menos de sesenta años, haga ejercicio durante una hora tres veces a la semana, o media hora cinco veces a la semana.

Si han pasado meses sin haber hecho ejercicio, empiece con diez o quince minutos de caminata. Tener sobrepeso no es una excusa. Haga que el corazón bombee y los pulmones respiren más rápido de lo normal. Un aumento del flujo de oxígeno y sangre ayuda a fortalecer sus músculos y, al mismo tiempo, provee de nutrientes al cerebro y otros órganos. Al final de esta semana, trabaje durante al menos veinte minutos de movimiento continuo. Al mes, haga un mínimo de treinta minutos seguidos a menos que necesite atender otra condición física distinta a la fibromialgia. Cuando dude, pregunte a un médico para que le guíe, pero sea escrupulosamente honesto cuando describa sus síntomas. Muestre este capítulo a su doctor, especialmente si está por encima de los sesenta años, y explíquele que está preparado para empezar a trabajar su cuerpo de nuevo, de manera que éste trabaje a su vez para usted.

Si quiere un ejercicio más enérgico que caminar y su doctor le da el visto bueno, a por él. Si se puede apuntar a un gimnasio, pruebe con un circuito de entrenamiento o clases de aeróbic; ayudan a fortalecer los músculos y mejoran el estado del corazón y los pulmones. Si corre, procure proteger las caderas y las rodillas con el uso de unas buenas zapatillas y corra sobre una superficie blanda. O monte en bici (¡pero use un casco!). El aeróbic en el agua es fantástico para antiguos adictos al sofá: en el agua, que relaja y amortigua, un monitor le enseñará una tabla de ejercicios enérgicos. El aeróbic en el agua (o en el suelo), practicado regularmente, constituye un gran incentivo para salir y hacer ejercicio. El espíritu de grupo que pronto surgirá con el instructor y otros compañeros, puede motivarle de manera efectiva.

Intente diferentes actividades físicas hasta que encuentre lo que mejor le vaya. No tema dejarlo pronto, si así lo necesita, o hacer otros ajustes en la evolución de su salud. Franklynn participó durante una hora en una clase de aeróbic en el agua del gimnasio. Tras cuarenta y cinco minutos estaba congelado de frío, así que salió de la piscina y se metió en una climatizada que había al lado. Desde allí aún podía ver al monitor y continuó como pudo. Nadie se quejó.

Para calcular la reconversión que está llevando a cabo en su cuerpo en aras de la salud, vamos a establecer algunos objetivos. Empiece a tomarse las pulsaciones en reposo (latidos por minuto) diez veces hoy mismo (no tiene que contar durante un minuto completo si tiene un reloj con segundero que se vea bien. Durante seis segundos tómese el pulso, luego multiplique por diez). Siempre tómese el pulso tras haber estado sentado durante al menos cinco minutos. Escriba las diez lecturas diferentes en la siguiente tabla: "Objetivos para que los Pulmones y el Corazón Funcionen de Nuevo". Luego tómese el pulso en el transcurso de cada período de ejercicio durante los próximos dos meses y lleve un registro de estas lecturas.

Lo que queremos conseguir al establecer objetivos durante sus sesiones físicas es que vuelva a tener una buena condición física *y* mental en un período de tiempo razonable, porque muchas personas que están atrapadas en la fibromialgia, por razones obvias, no ejercitan sus cuerpos. Nuestros cuerpos, cerebros y mentes están tan relacionados entre sí que ignorar el ejercicio físico afecta a la mente y al cerebro también. Para alcanzar buenos resultados en sus ejercicios, debería ejercitar no sólo los brazos y las piernas, sino también el corazón y los músculos pulmonares. Al forzarse gradualmente hasta un punto en que el corazón lata hasta el 150% de la frecuencia que tiene en reposo, se asegura de que el corazón y los pulmones también se aprovechan del programa de ejercicios.

Si en cualquier momento durante el ejercicio se marea o se siente entumecido o aturdido, o si siente dolor, pare inmediatamente. Siéntese o acuéstese e intente agachar la cabeza por debajo de la altura del corazón. Respire profundamente hasta que se recupere. Cuente los síntomas a su médico inmediatamente y pídale consejo. Este programa se basa en escuchar las señales del cuerpo, así pues, no ignore las advertencias de sobrecarga.

TABLA DE OBJETIVOS PARA QUE LOS PULMONES Y EL CORAZON FUNCIONEN DE NUEVO

	LECTURAS	PULSACIONES EN REPOSO
	1	
	2	
	3	
	4	
	5	
	6	
	7	
	8	
	9	
	10	
Total de 10 numeros	A	
Divida A por diez para obtener la media de las pulsaciones en reposo	B	
10% de B	C	
Mes 1: En reposo + 10% (C+B)	D	
Mes 2: En reposo + 20% (D+C)	E	
Mes 3: En reposo +30% (E+C)	F	
Mes 4: En reposo +40% (F+C)	G	
Mes 5: En reposo + 50% (G+C)	H	

Aquí está la razón más importante para que se levante del sofá y haga ejercicio: cuando hace ejercicio con regularidad, duplica la ofensiva contra los síntomas de la fibromialgia. Así, lanza a su cuerpo y a su mente un fuerte mensaje: sabe que los síntomas son temporales y reversibles.

UN COMENTARIO SOBRE TERAPIAS FÍSICAS

Muchos pacientes de fibromialgia usan tratamientos complementarios (terapia física, masajes, acupuntura, manipulación craneosacral, etc.) para controlar sus síntomas. El Dr. Sarno descubrió en la consulta que sus pacientes no mejoraban usando el método cuerpo-mente si continuaban con tales tratamientos físicos. Desaconseja el uso de cualquier tratamiento físico mientras los pacientes utilizan el método cuerpo-mente. Podemos entender por qué pueden ser contraproducentes: mientras se dice a sí mismo que las emociones causan los síntomas, sus acciones, al continuar estos tratamientos físicos, sugieren que aún cree, al menos parcialmente, que hay una razón para seguir centrado en el cuerpo.

La Dra. Selfridge disfruta con el masaje terapéutico. Lo interrumpió durante el período en el que aplicaba los principios del Dr.Sarno, pero hace poco ha retomado sus sesiones semanales. La diferencia es que cuando acude ahora, lo hace con el objetivo de mimar su saludable sistema cuerpo-mente, y no con el fin de que le alivie temporalmente el dolor. Este cambio en la motivación cambia el resultado.

> Cuando Dios ama a una criatura, quiere que conozca la mayor de las felicidades y la mayor de las miserias... Quiere que sepa todo lo que conlleva estar vivo. Ése es su mejor regalo... No hay felicidad completa sin comprender el conjunto.
>
> —Thornton Wilder

SEMANA 5: HAGA QUE LA LIBERACIÓN DE LA FIBROMIALGIA PERDURE

Felicidades. Pronto podrá apartar su doloroso pasado. Ha recorrido un largo camino hacia la liberación de la fibromialgia, y lo ha hecho por su cuenta. Se le presenta un brillante futuro. Siga con su vida.

Si sana rápido y ha visto sus síntomas desaparecer mientras llegaba hasta aquí, es hora de hacer planes para controlar su salud cuando esté bien. Si está a punto de sentirse bien pero no está seguro de estar al menos un 90% mejor, preste especial atención a los ejercicios de esta semana. Muchos pacientes de fibromialgia nunca llegan a perder todos sus síntomas, pero el residuo que queda no se puede comparar a lo que era cuando la fibromialgia les dominaba. Si un síntoma reaparece, es a menudo un aviso para que se enfrente a la emoción actual antes de que se entierre.

Si la fibromialgia persiste y no se va, necesitará bastante más de cinco semanas para vencer. Vuelva a leer este libro. Saboree nuestros ánimos. Trabaje sin descanso para desentrañar qué hay en su pasado, presente o en su vida diaria que perpetúa el dolor. Con el tiempo también estará casi seguro de recuperar su salud.

Tal vez quiera buscar un guía para que le ayude. Un psicoterapeuta especializado en el análisis (freudiano o jungiano) puede ayudarle a buscar más evidencias conscientes de los procesos subconscientes que alimentaron la fibromialgia. Pero un psicoterapeuta conductista no es tan buena elección, la mayor parte de la psicoterapia moderna dirigida a una intervención a corto plazo utiliza un método conductista. La terapia conductista examina y desea influir en las acciones, independientemente de los pensamientos y emociones que hay tras ellas, y hasta el momento sabe lo bastante sobre la medicina cuerpo-mente como para darse cuenta de que separar las acciones de las emociones que las causan es inservible para deshacerse de los síntomas de fibromialgia.

Dos atributos son los más importantes en el guía que seleccione: comprensión sobre la necesidad de reflexionar a fondo sobre las emociones que rigen su vida, y una preparación adecuada que le ayude en el camino. Por nuestra experiencia, los terapeutas con estos atributos son cada vez más difíciles de encontrar. No son baratos, y la seguridad social no está dispuesta a pagar una terapia de "crecimiento personal" o "demasiado larga" (más de unas pocas sesiones), a pesar de su promesa de eliminar facturas costosas, trámites y píldoras. Esperamos que el seguro público global incluya algún día la teoría mente-cuerpo.

Puede que tenga que "entrevistar" al terapeuta por teléfono antes de organizar un encuentro. Querrá preguntar sobre su habilidad y experiencia con la psicología profunda y el psicoanálisis. También puede preguntarle si está dispuesto a leer el libro del Dr. Sarno *The Mindbody Prescription* (La Prescripción Cuerpo-Mente*)*, junto con éste que ahora nos atañe. Puede preguntarle si sus estudios le han formado en el análisis freudiano o si por el contrario se ha preparado en alguno de los institutos jungianos. Si entiende este modelo cuerpo-mente (ya debería ser un experto), tendría que explicárselo para ver lo receptivo que es el terapeuta a sus necesidades.

¿QUÉ QUEREMOS DECIR CON "CURADO"?

No hay una cura al 100% para la fibromialgia, tal y como no la hay para el envejecimiento de los huesos, para los dientes que pierden el esmalte, o las canas. La Dra. Selfridge se siente curada al 90%. Franklynn dice sentirse al menos así de curado. Otros pacientes nombran cifras similares, casi todos igualan o superan el 90%. Todos sienten, con excepciones, que han vencido al dolor con tanta rigurosidad que ya no es un intruso en sus actividades diarias.

¿Qué queda? Algunos de estos síntomas menores que le molestan pero no le incapacitan o distraen sin piedad. Y los síntomas, cuando se presentan, parecen irse tan pronto como dirige su pensamiento hacia las emociones. Podría estar padeciendo aún el síndrome de piernas inquietas, en las que sentía agujas clavándose y pinchazos y simplemente no podía dejarlas quietas, en especial mientras intentaba dormirse. Por alguna razón no se va tan rápido como el dolor de la fibromialgia, pero incluso cuando no se va por completo, es mucho más suave que antaño. Podría aparecer sin más unas pocas veces al mes sin razón alguna. Esta es la mayor secuela de Franklynn. Sus piernas le tiemblan si echa una cabezadita poco antes de ir a dormir, así que intenta no dormirse viendo la televisión y se sienta en una mecedora rígida de madera.

Otro síntoma que a menudo tarda en desaparecer es la alteración del sueño. Pueden pasar varios meses antes de que duerma profundamente. No se preocupe, ni espere que todo cambie muy rápido. Cuanta más presión se imponga para conseguir un sueño lo que se dice normal, menos dormirá con tranquilidad y profundidad. En su lugar, tenga en cuenta que una vez se haya deshecho del dolor de la fibromialgia, será una persona completamente nueva. La nueva persona que es, puede dormir más o menos que la vieja. Acepte lo que el tratamiento le proporciona como su nuevo patrón de sueño habitual, y relájese. Un patrón tarda tiempo en establecerse.

Anna aún no ha vuelto a sus ocho horas de sueño. No sabe si alguna vez lo hará. Pero no es preocupante porque ahora tiene cinco horas buenas de sueño, que le son suficientes para seguir adelante con su vida normal. Ha convertido el déficit en una ventaja: le da un par de horas extra al día para disfrutar su vida libre de dolor.

Otro síntoma común que a veces se impone es la fatiga. Algo de cansancio aparece en la Dra. Selfridge cuando trabaja en su jardín. Lo espera y lo acepta diciendo: "sólo son unos pocos días al año, y disfruto tanto trabajando en mi jardín". Agradece trabajar en su jardín de nuevo, algo que no pudo disfrutar durante años.

Cuando las cosas se ponen estresantes para la Dra. Selfridge, también aparece el reflujo ácido, otro síntoma común de la fibromialgia. Pero cuando ocurre, rápidamente habla al dolor: "¿qué es tan importante como para tener toda mi atención?", y se va.

Usted también puede tener restos inoportunos de su enfermedad. No deje que le derriben o que le sorprendan. Que no cunda el pánico. Aún tiene el control. Medite, escriba en el diario; utilice la autocharla, los sueños y el ejercicio físico para impedir que el sistema cuerpo-mente produzca más sustancias bioquímicas causantes de fibromialgia.

Incluso el dolor podría tomar ventaja de vez en cuando, especialmente si está expuesto a una gran carga de estrés. Es como si la fibromialgia le probara para ver si todavía está dispuesto a atacar. Si ocurre, prepare su mejor contraataque (diario, meditación, autocharla) y ahuyéntela.

Cíñase a los objetivos y siga el programa. ¡Puede hacerlo!

Helen, de cincuenta y tres años, casada y con nietos, no siente haber sanado. Aún hay episodios en los que su demonio de fibromialgia se cruza en el camino. Como un enemigo rencoroso, se entromete de tanto en tanto, principalmente cuando planea algo especial, como irse de vacaciones o celebrar un cumpleaños. Esto se debe quizás, a que aún se aferra a su enfermedad. Estudió para ser científica y disfruta leyendo revistas científicas. Pero tal vez por su naturaleza incrédula, se pregunta: "si el tratamiento es tan simple, ¿por qué sufrimos la fibromialgia en primer lugar?".

Si es como Helen, esperamos que este libro le haya ayudado a responder a esta pregunta. Preferimos parafrasearla positivamente: Ya que el tratamiento es tan simple, ¿por qué no podemos hacer que todo el mundo mejore? El camino hacia la liberación de la fibromialgia es un progreso de sesiones simples integradas en un plan global.

Conocemos los desafíos a los que se enfrenta mientras trabaja este método, los que dudan protestarán: "si casi de inmediato te pones bien, no puedes haber estado enfermo". Una razón por la que le pedimos que leyera este libro varias veces es para refrescarle la memoria sobre su impacto, para que pueda continuar creyendo y trabajando por su cuenta hacia la salud.

TRABAJO QUE DEBE REALIZAR DURANTE LA SEMANA 5

Nuestro interés en esta semana está en cambiar su actitud de sentirse derrotado por la fibromialgia a sentirse de nuevo prácticamente bien. Para algunas personas es una transición dura. Tras años de resarcirse del dolor, la fatiga y el malestar en general, puede ser un desafío adaptar su visión de no sentir dolor, tener más energía, y mejores posibilidades para el futuro.

- Relea el Capítulo 13 para recordar cómo comportarse como una persona sana.

- Elija otro aspecto importante de su vida que pueda simplificar, y simplifíquelo esta misma semana.

- Planee meditar sobre los objetivos que más le puedan ayudar en la transición hacia sentirse bien de nuevo. Piense sobre las relaciones que aún le causan confusión o le molestan. No olvide emplear algo de tiempo cada día en reflexionar sobre sus emociones.

- Redirija lo que escribe de la enfermedad hacia el bienestar. Elija al menos una situación que muestre su buena salud. Descríbala con todo detalle.

- ¿Da la impresión de que necesita más tiempo para sanar? Si es así, use algún tiempo de la meditación y el diario para planificar sesiones más largas de tratamiento. Prevea cuántas semanas más necesitará y escriba el objetivo en el diario. Si necesita preparar hojas para organizarse, hágalo ahora.

- Para las sesiones del fin de semana, a menos que esté tomando semanas extra, finalice los detalles de su tratamiento en el diario. Escriba sobre lo que ha aprendido de sí mismo, de la gente que es importante en su vida, de la gente que ahora es más o menos importante para usted. Evalúe su trabajo actual o el próximo, así como el trabajo en casa. Planifique cómo se las apañará con sus nuevas tareas. Esto reducirá las probabilidades de recaer en la fibromialgia.

CÓMO ORGANIZAR LAS TAREAS SI PROLONGA EL TRATAMIENTO

Hemos dispuesto nuestras tareas básicas para que duren cinco semanas. La experiencia de la Dra. Selfridge muestra que es la media de sus pacientes. Lo que realmente importa es cómo se siente. Lo importante es no presionarse excesivamente. No pida milagros instantáneos. Si al final de cinco semanas se siente mucho mejor pero no recuperado del todo, programe más semanas de práctica con nuestros métodos. Ocho semanas en total es un objetivo razonable para muchas personas.

Si ya ha pasado el plan de cinco semanas, para la Semana 6 empiece con nuestro programa de la Semana 3, y concéntrese en lo que ahora cree que más necesita trabajar. Para la Semana 7, revise los detalles de nuestro programa para la Semana 4. Si necesita más tiempo, siga alternando y revisando los programas de las Semanas 3 y 4.

Cuando se sienta realmente bien y esté listo para dejar su autotratamiento, base las tareas para la última semana en nuestro plan para la Semana 5. Seguramente no necesitará demasiada revisión.

NO HAGA CAMBIOS DRÁSTICOS TODAVÍA

Le advertimos al principio de este libro que no hiciese cambios drásticos en ningún aspecto de su vida mientras trabajaba en nuestras tareas. Aún no queremos que cambie drásticamente sus medicinas, su dieta o cualquier cosa de esa magnitud. Es natural querer deshacerse de cada rasgo de la vieja vida con rapidez y dedicarse sólo a la nueva, pero eso puede resultar un fracaso. Está bien proceder a reducir el consumo de tranquilizantes, píldoras para dormir, ungüentos y similares, si cree que no los va a necesitar y siempre y cuando tenga la aprobación de su médico. Pero prepárese para reanudar cualquier régimen cuya supresión le haga recaer, y recuerde que la medicación discontinua puede ser terriblemente dañina.

Le recomendamos encarecidamente que siga por este camino: siéntese con el diario y elabore una lista con todas las medicaciones, hierbas, suplementos nutricionales, dietas y comidas especiales que use y quiera modificar. Muestre esta lista a su médico y acuerden qué cambiar. Mientras prueba cada modificación, haga anotaciones con fechas. Así, si de repente se siente mal otra vez, puede reconstruir una posible causa.

La Dra. Selfridge se ha percatado de que muchas personas olvidan sus medicamentos cuando no sienten dolor durante horas o días. Esta puede ser una pista para reducir o eliminar un medicamento en particular. Sin embargo, algunos medicamentos prescritos comúnmente para la fibromialgia no deberían abandonarse de repente. Siempre consulte a un médico antes de disminuir su dosis o abandonarlos. Cuando Anna sanó de su fibromialgia e intentó suprimir sus antidepresivos, vio que aún sufría de depresión clínica. Ahora cree que tomará Prozac o un antidepresivo similar durante el resto de su vida, y acepta que posiblemente su depresión nunca haya sido una parte de la fibromialgia, sino que ambas coexistían en su interior.

Es arriesgado hacer cambios rápidos incluso en la dieta. Las personas que han sufrido fibromialgia durante años probablemente han experimentado con toda clase de dietas. Franklynn dejó todos los aditivos artificiales en sus comidas cuando estaba desesperado por aliviar su dolor. Aún los rechaza porque cree que, incluso recuperado, se mantiene más sano comiendo alimentos sin aditivos.

Si se sentía triste y cansado con la fibromialgia, estos sentimientos desaparecerán sólo si los causó la fibromialgia. Si están causados por una afección física, no se irán.

Los pacientes con síndrome de tensión por miositis, en los que se incluyen aquellos con fibromialgia, a menudo informan que los síntomas de ansiedad o depresión empeoran en cuanto su dolor comienza a irse. El Dr. Sarno ha hallado otros síntomas sustitutos que se presentan tras el cese de dolores localizados. Si experimenta depresiones o ansiedad mayores ahora que ya no siente dolor, intente redoblar sus esfuerzos para centrarse en las emociones enterradas. No se sorprenda si por momentos oscila entre la depresión y el dolor hasta que finalmente su cerebro se rinde a ambos síntomas.

PERMANEZCA ALERTA Y FIRME

Durante el siguiente año entero de su vida, necesitará asegurarse de que se mantiene por encima de la fibromialgia. Organice estas simples tareas y llévelas a cabo:

- *Controle su ira.* Una vez al mes, escriba en el diario al menos cinco páginas sobre cómo identificó y procesó con éxito la ira en ese mismo mes. Sea específico. (Si no recuerda nada, ¡fantástico! Sólo asegúrese de que ha buscado bien)

- *Tenga precaución con sus relaciones.* Mensualmente, escriba en el diario sobre las relaciones que aún le causen problemas. Sea tan específico como le sea posible al definir los problemas y emociones en conexión con ellas. Luego escriba sobre esas relaciones que mejoraron durante el último mes. No necesita detallar mucho más aquí.

- *Simplifique su vida*. Mensualmente, vuelva a examinar en su diario todo lo simplificado durante el período de recuperación. Si está cayendo otra vez en las complicaciones, elabore un plan para retomar el control.

- *Normalice su vida*. Tras seis meses, coja la Parte D de Mi Pasado, Presente y Futuro Libre de Fibromialgia (página 91). Rellene la columna "Seguimiento tras la liberación de la fibromialgia". También describa en el diario:

1 - Cómo se siente respecto a las partes de su vida que han retornado a la salud.

2 - Por qué otros aspectos de su vida no están aún felices y libres de estrés.

3 - Cómo se siente en las áreas en las que está mejor que antes.

En cada caso fíjese en las emociones que emerjan y asegúrese de escribir sobre ellas.

Guarde este libro, sus diarios y las tablas donde los tenga a mano si necesita más ánimos a medida que pasa el tiempo.

La vida debería volver a sonreírle, no sólo como solía hacerlo sino con más brillantez. Ahora es una persona nueva. A pesar de estar cansado, dolorido, deprimido y confuso, y a pesar de la frustración de obtener consejos contraproducentes de personas que sabían menos sobre la fibromialgia que usted mismo en este momento, venció. Sobrevivió. Halló la actitud, la fuerza y la voluntad para sanar, y se pasó al otro bando más vivo que nunca.

¡Que le vaya bien!

NOTAS

1. Página web sobre fibromialgia.
   http://www.nih.gov/niams/news/niams-05.htm 15 de noviembre de 2000.
2. Artículo en la página web de MSNBC del 26 de agosto de 1999, por
   Linda Carol. http://www.msnbc.com/news/304040.asp.
3. *Spine* (Espina dorsal) de Nom Hadler, 15 Octubre de 1996, 21, 20 2397-99.
4. *Archives of Internal Medicine* (Archivos de Medicina Interna), por
   D.L.Goldenberg, 26 de Abril de 1999, 778.
5. Ibid, 779.
6. *Fibromialgia Frontiers* (Las Fronteras de la Fibromialgia) [boletín infor-
   mativo] 4, 4 (1996)
7. *American Journal of Physical Medicine Rehabilitation* (Revista Americana
   de Rehabilitación de la Medicina Física) por G.W. Waylonis et al. 73,
   Junio (1994), 406-8.
8. *Fibromialgia Frontiers* (Las fronteras de la fibromialgia) [boletín infor-
   mativo] 4, 4 (1996)
9. Entrevista con J. Sarno: 23 de Agosto, (1999)
10. *Arthritis and Rheumatism* (Artritis y Reumatismo), por M Kennedy et al,
    39, 4 (1996), 684.
11. *American Journal of the Medical Sciences* (Revista Americana de Las Cien-
    cias Médicas), por J.M. Mountz et al. , 315, 6 (1998), 386.
12. *Journal of Rheumatology* (Revista de Reumatología), por S. Hunt et al,
    25, 5 (1998), 1024.
13. Goldenberg, 782.
14. Ibid., 777-80.
15. Ibid.
16. *Rheumatic Disease Clinics of North America* (Clínica de Enfermedades
    Reumáticas de América), por R.M. Bennett, 19, 1 (1993), 51.
17. *American Journal of the Medical Sciences* (Revista Americana de las Cien-
    cias Médicas) por R.W. Simms, 315, 6 (1998), 346-50.
18. Goldenberg, 780.
19. *Journal of the American Medical Association* (Revista de la Asociación
    Médica Americana), por A.C. Steele et al, 269 (1993), 1812-6.

20. H. Moldofsky citado en el *American Journal of the Medical Sciences* por S.M. Harding, 315, 6 (1998), 371.

21. "Schlafstorungen bei chronischen Schmerzen und generalisierter Tenomyopathie" por U. Hemmeter et al., 125, 49 (1995), 2391-7.

22. Waylonis et al.

23. *Molecules of Emotion* (Moléculas de emoción), por C. Pert (New York: Touchstone, 1999), 67.

24. *American Journal of the Medical Sciences* por I.J. Russell, 315 (1998), 377-82; repetido en *Neuroscience Letters* (Cartas de Neurociencia) por M.J. Schwarz et Al., 259, 3 (1999), 196-98.

25. Pert, 133-134.

26. Pert, 139.

27. *Quantum Healing* (La Curación cuántica) por D. Chopra, (New York: Bantam, 1990), 55.

28. Pert, 188.

29. Chopra, 38.

30. Pert, 71.

31. Ibid., 82.

32. Chopra, 38.

33. Pert, 182.

34. Ibid., 183.

35. Ibid., 183-84.

36. Chopra, 66.

37. *American Journal of the Medical Sciences* por L.J. Crofford, 315, 6 (1998), 359.

38. Pert, 137.

39. Chopra, 66.

40. Ibid., 90.

41. Ibid., 188.

42. Chopra, 189.

43. *The Mindbody Prescription* (La Prescripción Cuerpo-Mente), por J. Sarno (New York: Warner Books, 1998), XVII.

44. Crofford.

45. Pert, 141.

46. Sarno, 26-27. Ediciones sobre el original del Dr. Sarno.

47. *Tales of Burning Love* (Cuentos de Ardiente Amor), por L. Erdrich (New York: HarperCollins, 1996).

48. *The Seven Habits of Highly Effective People* (Los Siete Hábitos de Una Persona Competente), por S. Covey (New York: Simon & Schuster, 1990).

49. Basado en la página web http://www.nmha.org/infoctr/factsheets/44.ctm. Muy similar al material de la página web de la American Psychological Association: http://www.apa.org/pubinfo/anger.html.

50. Pert, 290.

No hay aún muchas fuentes de consulta sobre el enfoque cuerpomente para la curación de la fibromialgia. Hemos enumerado en este apartado las publicaciones disponibles. También le ofrecemos referencias a libros, páginas Web, o asociaciones que pueden ser útiles en varias etapas de su recuperación. Si encontrase otras fuentes, escríbanos (FM 3006 Gregory Street, Madison, WI 53711-1847) o mándenos un e-mail a FM@CPAComputerReport.com.

IRA:

http//www.mnha.org, página Web de la National Mental Health Association (Asociación Nacional de la Salud Mental) donde podrá encontrar técnicas muy útiles y sugerencias para hacer frente a la ira.

AUTOAFIRMACIÓN:

The Highly Sensitive Person: How to Thrive When the World Overwhelms You (La Persona hipersensible; Cómo prosperar cuando el mundo le sobrepasa), por Elaine N. Aron (Broadway Books, 1997). Esta psicóloga se centra en ayudar a gente sensible, tímida y retraída; para poder hacer frente a un mundo que demasiado a menudo recompensa a los agresivos y no sensibles. Los pacientes de fibromialgia tienden a encajar con mucha frecuencia dentro de la definición de Aron de "gente sensible".

The Highly Sensitive Person's Workbook (El Manual De La Persona hipersensible), por Elaine N. Aron (Broadway Books, 1999). Si piensa que el libro anteriormente mencionado de Aron valió la pena, puede que tenga un aliciente más en su camino hacia la curación de la fibromialgia si añade este manual complementario a su tratamiento.

SUEÑOS:

Exploring the World of Lucid Dreaming (El Mundo De Los Sueños Lúci-
dos), por Stephen LaBerge y Howard Rheingold (Ballantine, 1990).
Tiene mucha más información sobre sueños que tal vez le haga falta
saber o conocer en este agudo libro. No obstante, LaBerge ofrece
técnicas específicas para soñar o dirigir los sueños que puede que le
sean útiles si se quiere comprometer en el análisis o anotación de sus
sueños, mientras progresa hacia la liberación de la fibromialgia.

EJERCICIO:

The Aerobics Way (El Método Aeróbico), por Kenneth H. Cooper (Bantam, 1977)

MEDITACIÓN:

Boundless Energy (Energía Ilimitada) del Dr. Deepak Chopra, (Three
Rivers Press, 1995). Un libro dirigido al síntoma de la fatiga crónica
en particular y a la falta de energía en general. Chopra hace hincapié
en los ejercicios no invasivos y orientados hacia la mente y en la
meditación en particular. Puede que encuentre en este libro una guía
útil para intensificar su propia experiencia meditativa.

FORMACIÓN CIENTÍFICA Y MÉDICA:

The Mindbody Prescription (La Prescripción Cuerpo-mente), por el Dr.
John E. Sarno, (Warner Books, 1998). Este es el libro más recientemente publicado por el físico, profesor e investigador pionero John
E. Sarno. En su interior, Sarno demuestra cómo las técnicas cuerpo-
mente pueden proporcionar alivio a aquellos que sufren afecciones
del síndrome de tensión por miositis tales como dolor de espalda,
úlcera y artritis, desórdenes repetitivos de estrés (síndrome del túnel
carpiano), colitis, migrañas y muchos otros.

Mind over Back Pain (La Mente y El Dolor De Espalda), por el Dr. John
E. Sarno, (William Morrow, 1984) Este es un libro anterior de Sarno
que hace hincapié en la utilización de las técnicas cuerpo-mente para
el tratamiento de problemas lumbares.

Healing Back Pain (Curar El Dolor De Espalda), por el Dr. John E.
Sarno, (Warner Books, 1991). Es un libro más reciente de Sarno que
enfatiza el tratamiento de las afecciones lumbares con la utilización
de las técnicas cuerpo-mente.

Molecules of Emotion (Moléculas de emoción), por Candace Pert (Scrib-
ners, 1997). Pert es una destacada investigadora en el campo de la bio-
medicina que investiga al igual que escribe. Aclara todo lo referente
a pensamientos, sensaciones, emociones, dolor y otros procesos.

Quantum Healing: Exploring the Frontiers of Mind/Body Medicine (La Curación Cuántica: Las Fronteras De La Medicina Cuerpo-mente), por el Dr. Deepak Chopra, (Bantam Books, 1989). Es uno de los primeros libros de uno de los médicos pioneros en utilizar y enseñar el poder de la curación del cuerpo mediante la concentración.

PÁGINAS WEB Y GRUPOS DE DISCUSIÓN (NEWSGROUPS):

alt.med.fibromyalgia, es un recurso muy utilizado sobre acontecimientos actuales, cotilleos y mensajes individuales de grupos de apoyo. Es demasiado concurrido y elitista para nuestro gusto personal y los miembros que cuelgan sus mensajes parecen estar muy enganchados a los síntomas, los paliativos físicos y los procedimientos; más de una vez han rechazado los intentos de curación usando las técnicas cuerpo-mente. Si visita esta página, hágalo sólo una vez al día y piense que descargará cientos de mensajes nuevos.

alt.med.fibromyalgia, un lugar para encontrarse con la gente que padece fibromialgia y con sus familiares. Si accede una vez al día, obtiene unas cuantas docenas de mensajes, por norma general.

http//www.mnha.org, página Web de la National Mental Health Association (Asociación de la Salud Mental) donde podrá encontrar técnicas muy útiles y sugerencias para poder enfrentarse a la ira.

MATERIALES:

Necesario:

Diario (encuadernado, no de hojas sueltas, con rayas de interlineado amplio a ser posible).(Capítulo8).

Necesita bolígrafos para rellenar algunos cuestionarios (con protectores si tiene las manos doloridas). Principalmente le hará falta un bolígrafo negro o azul, pero también uno rojo. (Capítulo 9).

Necesita lápices para rellenar algunos cuestionarios. (Capítulo 4).

Necesita un reloj despertador para cronometrar sus sesiones de meditación cuando está empezando. (Capítulo 5).

Posiblemente necesario:

Música para enmascarar el sonido de fondo, puede ser una radio, una cinta, un reproductor de CD o un ordenador. (Capítulo 6).

AGRADECIMIENTOS

Siempre estaré en deuda con el Dr. John Sarno. Me ha inspirado con su perseverancia y su rara (para un físico) habilidad y disposición a salirse de lo establecido. Su amigo y aliado, el Dr. Doug Hoffmann, me introdujo inicialmente en el trabajo del Dr. Sarno, cuando le expresé mi deseo de deshacerme de mis síntomas de fibromialgia de una vez por todas. Confié mi "cura" al Dr. Sarno y al Dr. Hoffmann, y les agradecí que me devolvieran mi vida. También tengo que dar las gracias a mis hijas, Leah y Rachel, por encargarse de la casa cuando me encerraba en mi habitación a trabajar durante horas en la revisión de mis escritos. Literalmente llevaron la casa y eso me hizo sentir orgullosa. Mi madre Betty, leyó los libros del Dr. Sarno, incluso sin tener dolores crónicos, y sacó perspectivas útiles y me apoyó como sólo sabe hacer una madre. Mis amigos y compañeros del alma, Phil y Gina, escucharon incansablemente mis obsesivas frustraciones con el "paradigma dominante", y nunca se quejaron. Siguen brillando como estrellas relucientes en mi nueva vida sin dolor y me siguen haciendo reír.

También agradezco especialmente a la editorial Crown/Three Rivers, gurús de esta industria, que paciente e inteligentemente apoyaron y retocaron este proyecto hasta su forma actual, especialmente a la editora ejecutiva Betsy Rapoport y su asistente Stephanie Higgs, y a la editora de producción Cindy Berman. Asimismo le doy las gracias a nuestro agente literario, Al Zuckerman, que los encontró a ellos cuando parecía que nadie quería publicar un libro sobre fibromialgia.

—La Dra. Nancy Selfridge.

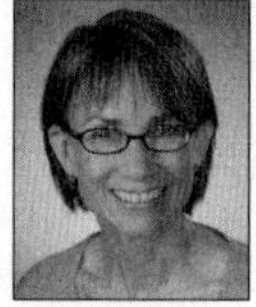 La Dra. Nancy Selfridge practica la medicina familiar en el Grupo Médico de la Salud de la Universidad de Wisconsin en Madison, especializado en el tratamiento de la fibromialgia, y dirige el Grupo de Apoyo de Fibromialgia.

Franklynn Peterson ha escrito más de veinte libros de autoayuda.